突发公共卫生事件理论与实践

范从华 著

云南出版集团公司
云南科技出版社
·昆明·

图书在版编目（CIP）数据

突发公共卫生事件理论与实践 / 范从华著. -- 昆明:
云南科技出版社, 2017.8 （2021.9重印）
ISBN 978-7-5587-0818-3

Ⅰ.①突… Ⅱ.①范… Ⅲ.①公共卫生－突发事件－
卫生管理－中国 Ⅳ.①R199.2

中国版本图书馆CIP数据核字(2017)第223147号

突发公共卫生事件理论与实践

范从华 著

责任编辑：王建明　蒋朋美
责任校对：张舒园
责任印制：蒋丽芬
封面设计：张明亮

书　　号：978-7-5587-0818-3
印　　刷：长春市墨尊文化传媒有限公司
开　　本：880mm×1230mm　　1 / 32
印　　张：5.625
字　　数：116千字
版　　次：2020年8月第1版　2021年9月第2次印刷
定　　价：50.00元

出版发行：云南出版集团公司云南科技出版社
地址：昆明市环城西路609号
网址：http://www.ynkjph.com/
电话：0871-64190889

版权所有　侵权必究

作者简介

范从华，男，1974年07月生，副主任医师，1996年毕业于重庆医科大学，先后在四川大学华西医院、第三军医大学西南医院、北京市急救中心进修、学习，专职从事急诊急救工作15年，成功参与并组织实施突发公共卫生事件紧急救援近百起，亲自参加雅安4.20地震救援。荣获凉山州青年岗位能手、感动西昌十大人物。凉山州急诊专委会副主任委员，凉山州急救专家组、急救质控专家组成员，中国红十字会救护培训师、四川省红十字会救护培训师考核师、国家级全科医师培训师，获美国心脏协会（AHA）、中法CERT、国际医疗机构（MSI)急救认证，台湾医策会、清华大学医院管理品管圈辅导员认证。

前　言

　　近年来，世界各国普遍意识到，筑牢公共卫生应急体系、健全公共卫生应急机制和强化公共卫生应急能力是涉及国家安全、社会稳定、人民健康的大事。我国政府也在遭遇非典的巨大冲击之后和面临全球流感大流行与禽流感疫情的严重威胁之时，对公共卫生体系建设工作给予了高度重视，本书除了运用学习借鉴国内外成功与失败的经验教训来建立健全突发公共卫生事件应急体系及其运行机制之外，还在我国自身基础设施、人才队伍、技术装备、信息网络等方面加大了投入，并收到了明显成效。

　　如今，全球公共卫生安全问题已成为人类面临的重大的全球性挑战，也被认为是当今世界非传统安全议题的重要组成部分之一。全球公共卫生突发事件对国际政治产生巨大的影响，成为政治家必须面对的重大问题。防治艾滋病扩散成为国家间合作的重要议题，预防大规模传染病流行牵动着各国政府的神经。未来中长期内，全球公共卫生问题与国际安全的关联将更加明显和密切。将来的国际政治和安全形势将受到全球公共卫生问题日益深刻的影响，因此必须加强世界公共卫生安全问题的防范与应对。

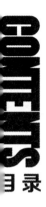

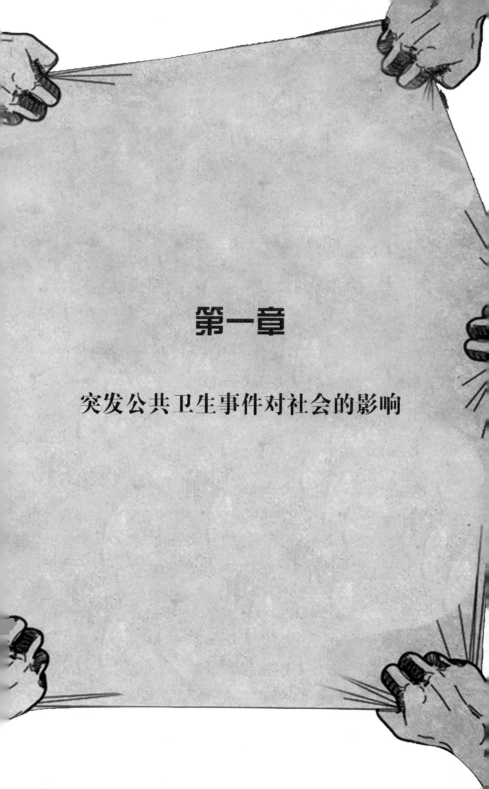

第一章

突发公共卫生事件对社会的影响

世界卫生组织将维护"全球公共卫生安全"定义为：旨在尽可能减少危害不同人群、团体、区域以及跨国性的群体健康的紧急公共卫生事件的发生可能性而采取的预见性和反应性行动。我们正生活在一个以高度流动性、经济相互依赖和通过电子手段相互连接为特征的全球化世界之中。在全球化背景下，人类社会、微生物界、自然环境和人类行为不断变化，这一切都使未来中长期全球公共卫生安全形势面临前所未有的挑战。

第一节　突发公共卫生事件的概念与特征

公共卫生是卫生事业的重要组成部分，是政府通过公共政策和保障措施，创造公共健康环境和条件，改善和促进广大人民群众健康状况的一项基本的管理和服务职责。公共卫生不仅关系到国家的长治久安和兴旺发达，而且在当今经济全球化的背景下，严重的公共卫生事件还可能跨越国界，对全人类的安全造成不利后果，成为影响政治、经济、外交和国家安全的重大问题，通过对公共卫生事件概念及内涵的分析，让公众更加了解突发公共卫生事件，以此引起重视。

一、突发公共卫生事件的内涵及性质

突发公共卫生事件主要指突然发生的，造成或者可能造成社会公众健康严重损害的重大传染病疫情、群体不明原因疾病、重大食物和职业中毒以及其他严重影响公众健康的突发事件。突发公共卫生事件主要包括：重大急性传染病暴发流行，群体不明原因疾病、新发传染病，预防接种群体性反应和群体药物反应，重大食物中毒，重大环境污染，急性职业中毒，放射污染和辐照事故，生物、化学、核辐射恐怖袭击，重大动物疫情，以及由于自然灾害、事故灾难或社会治安等突发事件引发的严重影响公众健康的卫生事件。

（一）突发公共卫生事件的内涵

突发公共卫生事件针对的是群体而不是个体。我们归纳其内涵包括以下几方面：一是突发公共卫生事件是指突然发生的事件。所谓突然发生，是指没有预期或超出预期而发生，事件具有偶然性，其发生的时间、地点或人群均具有不确定性。二是突发公共卫生事件是指造成或者可能造成社会公众健康严重损害的事件，突发公共卫生事件一般指造成社会公众健康严重损害的事件，但在有些情况下也指可能造成社会公众健康严重损害的事件，即以造成社会公众健康严重损害或可能造成严重损害为必要条件。三是事件的波及范围或影响不仅仅是单个的个体，而是群体，是很多人，可能是几十人几百人，有时甚至是数千人数万人，如果应对不当还会蔓延扩散，其发展趋势有时难以控制。

（二）突发公共卫生事件的性质

不管是传染病还是非传染病，凡是直接影响到公众健康或生命安全，需要紧急应对的公共卫生事件均属于突发公共卫生事件，包括重大传染病疫情，生物、化学及核辐射恐怖事件，群体性不明原因疾病，严重中毒，重大毒物泄露，放射性危害事件，地震、洪水等重大自然灾害等。其中重大传染病疫情的概念也非专指甲类传染病，乙类与丙类传染病暴发或造成多例死亡或较多人发病、罕见的或已消灭的传染病、临床及病原学特点与原有疾病特征明显不同的疾病、新出现的传染病等，只要造成或可能造成社会公众健康严重损害，也属于突发公共卫生事件。确定一个事件是不是突发公共卫生事件，要用发展的眼光进行综合判断，要具有前瞻性。从近年来的防治实践看，事件发生初期的判断对事件的发展变化和事件的最终结局起决定作用，因此要正确认识突发公共卫生事件的性质及其影响，把握事件出现的苗头，确定影响范围，及时采取有效措施，防止事件扩大。

二、突发公共卫生事件的特征

（一）突发性

首先，突发公共卫生事件虽然存在着发生征兆和预警的可能，但往往很难对其真实发生的时间、地点做出准确预测和及时识别，如各种恐怖事件、自然灾害引起的重大疫情、重大食物中毒等。其次，突发公共卫生事件的形成常常需要一个过程，开始可能其危害程度和范围很小，对其蔓延范围、发展速度、趋势和结局很难预测或不能引起足够的重视。突发性是突发公共卫生事件的最基本特点，是区别一般卫生问题或卫生事件的显著标志。

（二）群体性

突发事件所危及的对象不是特定的人，而是不特定的社会群体，在事件影响范围内的人都有可能受到伤害。突发公共卫生事件造成的伤害往往同时波及多人，具有群体性。中毒事件可能造成一个单位多人受害；环境污染事件则可能使污染物蔓延扩散，整个区域的人群受到影响；传染病事件则呈现更加复杂的流行病学特点，范围大波及面广，有时会在全国范围内流行，甚至超出国界。

（三）多样性

突发公共卫生事件的种类呈多样化，主要包括细菌、病毒所致的各种传染性疾病，食物中毒，不明原因引起的群体性疾病，有毒有害因素污染环境造成的群体中毒，急性职业中毒，各种自然灾害以及生物、化学、核辐射事件等。物理、化学、生物因素等均可引起突发公共卫生事件，洪涝、地震、风暴等自然因素和某些社会因素如罢工等也可引起突发公共卫生事件。因此引起突发公共卫生事件的原因具有多样性，而且每一种突发公共卫生事件均是在多种因素的综合作用下发生的，如病原体是引起传染病事件的生物学因素，但不是唯一因素，只有在其他物理、化学甚至社会经济因素的共同作用下才可能引起传染病暴发或流行事件。

（四）高频化

从我国来看，突发公共卫生事件高频化发生主要有四个原因：第一，我国社会经济制度处于转型时期，国家对公共卫生事业投入的不足导致了各种预防措施严重缺乏，公共卫生医疗体制不能适应时代发展的需要。第二，我国是世界上少数多灾国家之一，又是发展中大国，近年来许多地方只注重经济发展，而忽视了对生态环境的保护，导致各种灾害频发。第三，一些病原体的变异导致了新发传染病、再发传染病及不明原因疾病、人畜共患病的频繁暴发，抗生素药物的滥用也使病原体产生了耐药性。第四，有毒有害物质滥用和管理不善导致的化学污染、中毒和放射事故等逐年增多。

（五）社会危害严重

由于突发公共卫生事件涉及范围广，影响范围大，一方面，对人们身心健康产生危害，可能很长时间内在人们心灵深处产生阴影；另一方面，一些突发公共卫生事件涉及社会不同利益群体，敏感性、连带性很强，处理不好可能严重影响人民群众的身体健康并造成社会混乱，以至于影响社会稳定和经济发展。突发事件可对公众健康和生命安全、医学教育、社会经济发展、生态环境等造成不同程度的危害，这种危害既可以是对社会造成的即时性严重损害，也可以是从发展趋势看对社会造成严重影响的事件。其危害可表现为直接危害和间接危害。直接危害一般为事件直接导致的即时性损害，间接危害一般为事件的继发性损害或危害。突发公共卫生事件不仅仅是卫生事件，也是社会事件，通常会造成较大的负面影响。2003 年的 SARS 疫情 、2008 年的三聚氰胺奶粉事件及近几年的 H7N9 流感疫情等均造成广泛的社会影响，对社会、经济甚至文化，对人们的生产、生活甚至习惯等均有重大影响。

（六）国际互动性

伴随着全球化进程的加快，突发公共卫生事件的发生具有一定的国际互动性。经济全球化在人员、物资大流通的同时，也带来了疫情传播的全球化。一些重大传染病可能通过交通、旅游、运输等各种渠道向国外进行远距离传播。

（七）发展的阶段性

突发公共卫生事件的实质是社会危机,其发生、发展具有阶段性,在不同的阶段有不同的特征。1. 事件酝酿期：即先兆期，事件的发生都是从渐变、量变，最后才形成质变. 而量变是事件的成形与暴发，因此潜在危机因素的发展与扩散是危机管理的重要阶段。2. 事件暴发期：即发生期，突发公共卫生事件以某种显性方式突然出现，往往是多个因素动态发展的显性结果，对社会，特别是对公众健康造成严重损害。3. 事件扩散期：突发公共卫生事件发生后如果不能立即处理，事件的波及范围和强度将会扩大或加重，其表现形式就是事件的流行病学分布的变化。4.事件处理期：为事件发展的关键阶段，处理得当与否决定其发展变化及结局。建立健全高效的应急机制、及时进行专业处理、对事件进行有效管理等有助于事件的正确处理。

5.处理结果与后遗症期：经过应急处理后，事件得到解决，对社会的影响消除。但事件仍会存在后遗症，无效的或不及时的处理更有可能使残余因素死灰复燃，重新进入新一轮酝酿期。突发公共卫生事件尽管可能会经历几个阶段，但只要防控得当，事件可能不会出现，或不经历几个完整的阶段。实践证明，事件处理的最适时机是酝酿期或暴发期初期，越早越好，这就是突发公共卫生事件防控中强调的早发现、早报告和早处理，将事件消灭于萌芽阶段，或事件一出现就被及时控制。

第二节　全球突发公共卫生事件的特点与趋势

在全球化背景下，人类社会、微生物界、自然环境和人类行为不断变化，这一切都使未来中长期全球公共卫生安全形势面临前所未有的挑战。

一、全球突发公共卫生事件的特点及发展趋势

联合国安理会就艾滋病对非洲和平与安全的影响举行了辩论。这是安理会历史上首次将公共卫生问题作为一个安全威胁来进行讨论。从此，公共卫生问题开始与国际安全相关联，被列入全球安全议程。一是未来人类健康及疾病控制压力将继续增大，因为全球化使传染性疾病大暴发威胁上升，非传染性疾病（慢性病与精神疾病）难以遏制，疾病控制与世界公共卫生体系比较脆弱。二是流感大暴

发、艾滋病、生物武器和生物恐怖的潜在威胁使得未来全球公共卫生安全趋势不容乐观。其国际政治影响包括：传染疾病的全球流行最可能打乱并逆转全球化进程，艾滋病的蔓延对南部非洲国家将继续构成严峻挑战，气候变化对全球公共卫生安全的影响将更加突出。加强国际合作是维护全球公共卫生安全的有效途径。

疾病等公共卫生安全问题严重影响人类的发展。据统计，近十年来世界前十位死亡原因为：缺血性心脏病（死亡人数 725 万，占总死亡人数的 12.8%），中风和其他脑血管疾病 (615 万，10.8%)，下呼吸道感染 (346 万，6.1%)，慢性阻塞性肺病 (328 万，5.8%)，腹泻病 (246 万，4.3%)，艾滋病毒／艾滋病 (178 万，3.1%)，气管癌、支气管癌、肺癌 (139 万，2.4%)，结核病 (134 万，2.4%)，糖尿病 (126 万，2.2%)，道路交通事故 (121 万，2.1%)。到 2030 年，全球年死亡人数可能上升为 7300 万，人口老龄化将增加世界癌症、心血管病等非传染性疾病在死亡因素中的比例，其导致的死亡人数将约占总死亡人数的 70%。世界卫生组织于 2014 年 5 月更新了有关全球疾病状况的评估报告，报告显示，在过去 10 年中，缺血性心脏病、卒中、下呼吸道感染和慢性阻塞性肺疾病仍然是导致人类死亡的四大主要原因。人类免疫缺陷病毒（HIV）所致的死亡率略有下降，从 2000 年的 3.2%（170 万例死亡）降至 2012 年的 2.7%（150 万例死亡）。腹泻病不再位于前五大死因之列，但仍位于前十大死因之列，2012 年，腹泻病导致 150 万人死亡。在全球范围内，慢性疾病导致的死亡不断增加。肺癌（连同气管和支气管癌）所致的死亡率略有升高，从 2000 年的 120 万（2.2%）例死亡增加至 2012 年的 160 万（2.9%）例死亡。同样，糖尿病所致的死亡数从 2000 年的 100 万（2.0%）例增加至 2012 年的 150 万（2.7%）例，2016 年，又有了较大幅度增长。

（一）人类健康及疾病控制压力增大

1. 全球化使传染性疾病大暴发威胁上升

与 20 世纪 50 年代相比，现在的疾病传播发生了巨大变化。当时，疾病情况相对稳定。人们的关注集中于霍乱、鼠疫、回归热、天花、斑疹伤寒和黄热病等六种检疫疾病，新的疾病很少。如今，在全球化加速发展的时代，疾病扩散变得更加容易。2011 年，世界民航客运量达到 28 亿人次，2014 年增加到 33 亿人次。全球人员流动大大增加传染因子及其传病媒介在国际上传播的速度和机会。因此，世界上任何一个地方一旦暴发疾病或流行性传染病，仅仅几小时后就会使其他国家和地区大难临头。不但传染病的传播速度史无前例，新病种出现的速度也超过了过去的任何一个时期。自 20 世纪 70 年代开始，新的传染病即以每年新增一种或多种的空前速度出现。现今约有 40 种疾病在一代人以前是不为人所知的。在过去 5 年里，世界卫生组织已经发现了超过 1100 种包括霍乱、小儿麻痹症、禽流感等在内的传染病病毒。

自 1981 年发现首例艾滋病病例以来，艾滋病迅速传遍全球。根据联合国艾滋病规划署公布的《2009 年艾滋病流行报告》和《2010 年艾滋病防治前景展望》，艾滋病流行至今，全球大约已有 6000 万人感染艾滋病病毒，2500 万人死于艾滋病相关疾病。2010 年，全球艾滋病防治大约需要 250 亿美元。艾滋病已经成为全世界面临的主要威胁。世界卫生组织因此强调，全球处在史上疾病传播速度最快、范围最广的时期。艾滋病对人类的威胁将继续加大，若不从根本上加强预防措施，即便 80% 的病人未来享受到抗逆转录病毒治疗，艾滋病致死人数仍将不断上升。在 2006 年至 2030 年的 25 年里，全球死于艾滋病的人数将高达 1.17 亿。到 2030 年，全球因患艾滋病而死亡的人数将上升至 680 万。但根据乐观预测，人们有望在今后得到更好的艾滋病防治方法，从而使得 2030 年艾滋病致死人数降至 370 万。

2. 非传染性疾病（慢性病与精神疾病）难以遏制

非传染性疾病对未来发展产生一定的负面影响。非传染性疾病造成的经济成本"将在未来 20 年演变成惊人的经济负担"，对经济发展和扶贫都会带来巨大冲击 [注：参见《联合国报告：全球死者三分之二死于非传染性疾病》]。这将为中低收入以下国家经济社会发展增加沉重负担，贫穷与疾病或仍将在某些地区伴生共长。老龄化是非传染性疾病发生率和流行率上升的主要成因之一，而非传染性疾病又是导致可预防的患病和死亡的主要因素。全世界 60 岁及以上年龄人口增长速度是总体人口增长速度的 3 倍还多，到 2025 年将达到约 12 亿，这将带来人口结构变化；人口老龄化会产生公共卫生和经济影响，包括非传染性疾病比例上升；能够预防或延缓诸如非传染性疾病的出现和严重程度并促进健康老年生活，终身促进健康和预防疾病的活动至关重要。非传染性疾病与慢性病的危害不可小觑。导致大多数因非传染性疾病死亡的四组重大疾病有心血管疾病、癌症、糖尿病和慢性肺病，更广义的非传染性疾病还包括胃肠道疾病、肾病及神经系统疾病和精神疾患等健康问题。非传染性疾病是世界上最大的死因，在 2008 年使 3600 多万人失去生命，其中心血管疾病占 48%，癌症占 21%，慢性呼吸系统疾病占 12%，糖尿病占 3%。全世界有 3.46 亿人患有糖尿病，尤其在低收入和中等收入国家危害更大。将近 80% 的死于非传染性疾病的人来自低收入和中等收入国家。在非洲国家，非传染性疾病也在快速增长，预计到 2030 年将超过传染病、孕产妇疾病、围产期疾病和营养性疾病，成为最常见的致死原因。到 2030 年，非传染性疾病的致命率，预料将比传染性疾病高 5 倍，非传染性疾病预计将夺走 5200 万条人命。据世界卫生组织预测，到 2030 年糖尿病的危害将会上升，全球患者或达 5 亿人。健康饮食、经常锻炼身体、保持正常体重和避免使用烟草，可预防或推迟二型糖尿病发病 。发展趋势表明，许多高收入国家采取的降血压和胆固醇的行动正在产生效果，但需要在体重指数以及处理糖尿病方面做更多工作。预计到 2030 年，中低收入国家新增癌症病例约 400 万例，高居世界榜首，形势堪忧。到 2030 年，将约有 2360 万人死于心血管病，主要是心脏病和中风，预计它们将继续成为死亡的一个主要原因 。据预测，慢性病引起的总死亡人数在今后 10 年内将进一步增加 17%，而同期传染病、孕产妇疾病、围产期疾病和营养缺乏引起的总死亡人数则有望下降 。到 2030 年，全球因吸烟致病死亡的人数将增加 53%，达 830 万人，对经济发展和扶贫都会带来巨大冲击 。为所有低收入和中等收入国家提供最合算的个体非传染性疾病干预措施，总成本将约为每年 100 亿美元。联合国估计，全球有近 2 /3 的人死于非传染性疾病，2005 年至 2030 年之间的 25 年，一些主要的非传染性疾病将带来 35 万亿美元的经济损失。有 110 多个国家、大约 20 个联合国或地区组织和民间社会组织出席的千年发展目标后续会议（东京，2011 年 6 月 2 日至 3 日）认为，非传染性疾病不仅在 2015 年以后日益构成全球性挑战，也对实现国际商定的发展目标构成威胁，包括千年发展目标 。要实现卫生千年发展目标，包括 49 个低收入国家对非传染性疾病的控制，这些国家到 2015 年人均（未加权）需要投入 60 多美元，远高于目前投入的 32 美元。2011 - 2025 年之间，个体非传染性疾病干预年人均成本为：在低收入国家为 1 美元；在中低收入国家为 1.5 美元；在中高收入国家为2.5美元。这将为中低收入以下国家经济社会发展增加沉重负担，贫穷与疾病或仍将在某些地区伴生共长。老龄化是非传染性疾病发生率和流行率上升的主要成因之一，而非传染性疾病又是导致可预防的患病和死亡的主要因素。全世界60岁及以上年龄人口增长速度是总体人口增长速度的3倍还多，到2025年将达到约12亿，这将带来人口结构变化；人口老龄化会产生公共卫生和经济影响，包括非传染性疾病比例上升；能够预防或延缓诸如非传染性疾病的出现和严重程度并促进健康老年生活，终身促进健康和预防疾病的活动至关重要。未来经济社会变化、生物学和环境因素，使精神卫生安全的压力很难降低。世界逾4.5亿人患有精神疾患，精神卫生症状常常导致相关个人和家庭陷入贫困，并妨碍国家经济发展。未来给精神卫生带来威胁的因素包括：日益增加的社会经济压力、快速变革、工作压力大、性别歧视、社会排斥、不健康的生活方式、面临暴力和身体健康不良的风险以及违反人权、特定的心理和个性因素、生物学病因，如遗传因素以及大脑中的化学品失衡等。未经治疗的精神障碍代价巨大，占全球总疾病负担的13%。单相抑郁是造成疾病负担的第三大原因，占全球疾病负担的4.3%，在低收入和中等收入国家则分别占3.2%和5.1%。到2030年，抑郁将成为全球疾病负担的最主要原因。如果在计算疾病负担时只考虑残疾因素，则精神障碍在低收入国家和中等收入国家分别占伤残损失健康生命年的25.3%和33.5%。今后20年，精神障碍将在全球累计导致高达16万亿美元的经济产出损失。

3. 疾病控制与世界公共卫生体系将在艰难中进步

未来中长期，抗生素耐药性日益严重，超级细菌频繁出现，全球传染病控制的核心工作将面临很大困难。2010年8月11日，国际权威医学杂志《柳叶刀》的网络版上发表文章，称新发现一类具有很强抗药性的细菌 "新德里 - 金属 - β - 内酰胺分解酶"菌。这是一种能够对多种常用抗菌药具有抗药性的细菌，方法是把抗菌药分解掉。目前为止临床最常用的抗生素——青霉素与头孢菌素，以及新发展的头霉素类、硫霉素类、单环 β - 内酰胺类等其他非典型 "β - 内酰胺"类抗生素，都含有 "β - 内酰胺环"结构，所以携带这种酶的细菌可以使几乎所有抗生素失效。当前滥用抗生素已成为全球性问题。一份研究显示，在蒙古对 40% 以上的儿童施用无处方的抗生素治疗呼吸道感染 。抗生素的滥用有多种原因：一是错误的认识，即以为抗生素对一切感染都有效。二是在发展中国家，药房不用处方就出售抗生素，因为其收入取决于销售额。制药公司为追求利润，促销抗生素，而不顾患者的实际需要。三是多数抗生素由于其安全性和疗程较短等优点，很容易造成滥用，患者常常自行服用抗生素。面对这一严峻挑战，在《世界卫生组织控制抗菌素耐药性全球战略》发表近十年之后，世界卫生组织宣布把控制抗菌素耐药性这一问题作为 2011 年世界卫生日的主题。

随着经济社会与科技进步，未来世界公共卫生体系很可能在曲折中发展。到 2030 年，它将在克服大规模流行病的后果、饥饿及其他紧急状况上取得一定进展。发达国家在老年医学、基因技术、纳米芯片和微感应控制设备 、器官移植、神经细胞 (干细胞)、视网膜等方面的长足进步，将大幅提高人类的平均寿命，退休年龄将会提高。由于生活水平和病人医疗花费的上升，以及国家卫生健康支出的增加，亚洲、非洲和拉美国家医疗技术、公共卫生服务和药品的 "新市场"将不断扩大 。从现在起，如果在 49 个低收入国家缩小贫富人群卫生服务覆盖率的差距，将能够挽救 70 多万女性的生命 。经济合

作与发展组织 (OECD) 预计，到 2030 年微芯片已能有效检测出细菌性污染。世界卫生组织的疾病控制计划目标有望实现，到 2015 年使结核病发病率停止上升趋势并逐步下降，2015 年结核病患病率和死亡率将比 1990 年降低 50%，到 2050 年消除结核病。

（二）未来全球公共卫生安全形势不容乐观

2006 年，一艘发自欧洲的货船将 500 余吨化学废物非法运入科特迪瓦阿比让市的多个地点。结果导致 85000 人患病，69 人住院，其中 8 人死亡。该事件引发科特迪瓦骚乱，政府下台，产生了严重的卫生、政治和经济后果。显然，大规模倾倒有毒化学废物正在对公共卫生安全构成显著威胁。《国际卫生条例（2005）》探讨了一系列针对全球公共卫生安全的威胁，这些威胁由人类行为或原因、人类与环境的互相影响、突发的化学和核放射事件（其中包括工业意外事件）及自然现象导致。

21 世纪以来新出现的三大威胁公共卫生安全的事件需要高度警惕。2001 年 "9·11" 事件后不久发生的美国炭疽邮件，导致 22 人受到致命性炭疽孢子的感染，其中 5 人死亡。有潜在暴露危险的 32000 人得到了紧急药品。2003—2004 年，美国政府为此耗费了 17 亿美元。这一事件使生物恐怖活动进入现代社会的现实生活，造成巨大的经济损失和公共卫生危害。近年来，西方世界一直生活在生物恐怖主义的恐惧之中。

2003 年暴发的 SARS 是 21 世纪人类首先遭遇的新型严重疾病——严重急性呼吸道综合征。SARS 的快速传播暴露了国际社会防控能力的薄弱。在短短 5 个月内疾病传播到 32 个国家，造成 8098 人感染和 774 人死亡，病死率达 11% 左右。SARS 的暴发引起国际社会普遍的恐惧和焦虑，显示一种新的、对之熟悉的病原体可对国内和国际的公共卫生安全和经济产生重大影响。

2017 年也门国内霍乱疫情蔓延速度惊人，加之食品极为短缺，死亡人数不断增加，平均每 10 分钟就有一名儿童死亡。尽管国际上提供了不少援助，但与也门的所需差距甚远，呼吁国际社会采取紧急行动，向也门提供更多的医疗和食品援助，防止该国出现令人可怕的危机。

1. 流感大暴发将是全球公共卫生安全的最大威胁之一

世界卫生组织预警系统发出警告，未来中长期内可能面临一场流感的大流行。世界可能面临一种新型致命疾病的威胁，其危害程度将远超艾滋病、非典型性肺炎、"埃博拉" [注：埃博拉（Ebola），指一群属于纤维病毒科埃博拉病毒属下的数种病毒，以非洲刚果民主共和国的埃博拉河命名（该国旧称扎伊尔），可导致埃博拉病毒出血热，患此病可致人于死，包含数种不同程度的症状，如恶心、呕吐、腹泻、肤色改变、全身酸痛、体内出血、体外出血、发烧等，具有 50% 至 90% 的致死率，致死原因主要为中风、心肌梗塞、低血容量休克或多发性器官衰竭。] 等疾病。根据以往流感大流行的经验，专家们认为世界 25% 的人口将会受到感染，即可达 15 亿人。再一次的流感大流行通过呼吸道传播，潜伏期较短的传染性疾病不会给人们太多的反应时间。如果这一预言应验，新世纪的第一场流感大流行将对全球范围内的公共卫生和经济政治安全产生巨大影响，可能会带来毁灭性的后果。这极易使人联想到类似 1918—1919 年导致全球 2000 万人死亡的流感事件。因此，世界卫生组织将流感大流行称为未来"最严峻的国家安全威胁"。

2. 艾滋病的流行很可能仍是全球公共卫生系统的严峻挑战之一

根据联合国艾滋病规划署的《艾滋病流行状况报告》，全球防治艾滋病的努力取得了显著进展，预防措施得到了加强，新增艾滋病病毒感染者的数量和死于艾滋病人口的数量都出现了下降，艾滋病的流行状况首次得到缓解。全球去年新增艾滋病感染者人数已经比 8 年前下降了 17%，其中撒哈拉以南非洲地区防控艾滋病进展最为明显。撒哈拉以南非洲地区的新增感染者人数已经下降了大约 15%，东亚地区下降近 25%，南亚和东南亚地区则下降了 10%。不过，尽管全球艾滋病患者在人口中的比例出现下降趋势，但总患病人数仍有所上升，全球目前仍有 3300 万人感染艾滋病，其中 67% 集中在非洲撒哈拉以南地区，包括 230 万儿童。艾滋病仍然是非洲人的最大死亡原因。中国、印度尼西亚、肯尼亚、莫桑比克、巴布亚新几内亚、俄罗斯、乌克兰、越南、德国、英国、澳大利亚等许多国家的新增艾滋病病毒感染者的数量也都出现了上升势头。因艾滋病死亡的人数仍在 200 万上下，未来这种状况不会得到改善。世界卫生组织预计，到 2030 年因艾滋病死亡的人数将增加到 650 万，届时艾滋病将与缺血性心肌病、脑血管病、阻塞性肺气肿一起，成为人类死亡的四大杀手。

3. 生物武器和生物恐怖的潜在威胁将大大增加

生物武器和生物恐怖的潜在威胁将大大增加，其主要原因：一是一些国家和地区可能仍在继续研发生物武器。二是生物技术的迅速发展大大增强了生物武器的潜在威胁和生物恐怖的巨大风险。这主要表现在：第一，生物技术将使基因武器成为现实。通过基因改造可使战剂微生物毒力更强，对环境的抵抗性更大，对抗生素产生抗药性，使原本有效的检测、治疗和预防措施失去作用，甚至可以人工制造出新的微生物、毒素和战剂。第二，生物技术使种族基因武器成为可能。随着人类基因组计划的完成以及对人类基因背景的认识，有可能针对不同种族的基因差异，设计出攻击特定人种的种族基因武器。第三，生物技术可以大大提高生物战剂的生产能力。近年来，大规模发酵技术、毒素生产及储存技术、气溶胶分散技术等生物武器相关技术取得了很大进展，应用微生物工程可生产公斤量级的生物毒素；计算机控制的续流发酵器可使一间普通实验室具有一家大型生物工厂的生产能力。三是以美国"炭疽病事件"为标志，生物恐怖对国际安全已经构成了现实威胁。据国外报道，目前全世界大约有 15 个的国家和地区，可能拥有生物武器研究发展计划，这些国家和地区大多处于不稳定的热点地区及我国周边地区。2001 年12 月，美国在《禁止生物武器公约》执行情况第五次审议会上，公开指称伊朗、伊拉克、朝鲜、利比亚、叙利亚、苏丹六国违约研发生物武器。近年来，美国"生物武器计划"也浮出了"冰山一角"，表明美国正利用最新技术研发新型生物战剂，并从物剂特性到施放装置进行了全程部署和系统研究。相对于核、化武器，生物武器技术要求低，投入少，杀伤面大，施放简便，难于侦检，是较理想的恐怖主义手段。

4. 自然灾害导致的传染病以及突发性化学和核放射事件的威胁难以预料

仅在 2006 年，自然灾害就殃及了 1.346 亿人，夺去了 21342 人的生命。不排除造成大规模伤害的突发事件历史重演，包括蓄意使用生物和化学因子以及工业事故等，如 1986 年乌克兰发生的切尔诺贝利核电站事故、2011 年日本发生的福岛核事故等。正如这些情况危及个人一样，它们同样也威胁了人们赖以维护个人卫生安全的已经不堪重负的卫生系统。自然灾害的间接后果包括传染病流行的威胁、急性营养不良、人口流离失所、急性精神疾病及慢性病的恶化，

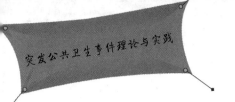

所有这些后果都需要强有力的卫生系统来应对。

二、未来世界公共卫生安全的国际政治影响及其应对

如今，全球公共卫生安全问题已成为人类面临的重大全球性挑战，也被公认为当今世界非传统安全议题的重要组成部分。全球公共卫生突发事件对国际政治产生巨大的影响，成为政治家必须面对的重大问题。防治艾滋病扩散成为国家间合作的重要议题，预防大规模传染病流行牵动着各国政府的神经。

未来中长期内，全球公共卫生问题与国际安全的关联将更加明显和密切。将来的国际政治和安全形势将受到全球公共卫生问题日益深刻的影响，因此必须加强世界公共卫生安全问题的防范与应对。

（一）未来世界公共卫生安全的国际政治影响

有学者归纳了世界公共卫生安全对国际政治影响的特点：一是跨国性，疾病传播无国界。二是不确定性，传染性疾病的发生和造成的危害往往难以预料。三是转化性，传染性疾病社会传播后迅速超越卫生领域，易造成人们的恐慌而转化为社会经济和政治问题。四是协作性，应对疾病等卫生问题需要加强部门间配合和地区间合作乃至国际合作。研究处理国际政治中的卫生问题，必须由政治、经济、社会、文化、科技、心理、医学等多学科进行跨学科研究，从国内问题与国际政治相联系的角度考察。

1. 传染疾病的全球流行最可能打乱并逆转全球化进程

冷战结束以来，全球化加速发展，正在深刻影响国际关系的进程。在全球化发展的进程中，南北差距扩大、气候变化、金融危机和恐怖主义等一系列全球性问题更加突出，反全球化的潮流也应运而生。相比之下，未来中长期最可能打乱并逆转全球化进程的事件就是传染疾病的全球流行。从历史上看，传染疾病的全球流行曾屡次改变

人类历史。发生在公元 14 世纪的鼠疫在全世界造成了大约 7500 万人死亡，其中 2500 万为欧洲人，欧洲历史从此改写。而今，传染疾病的影响依然致命，人类依然脆弱。以 SARS 为例，2003 年 SARS 的流行是有可能成为导致数百万人死亡的全球性大流行的。虽然通过利用经典的监测和应对流行病学的方法，这次流行得以有效控制，但此次流行导致亚洲国家 2003 年的 GDP 损失约 200 亿美元，若按总支出和商业损失计算，则高达 600 亿美元。据研究，如果 1% 的世界人口被感染，GDP 就会降低 5%。患病人口每增加 1%，经济损失就会再多 1 个百分点。当前，每年人间流感通过季节性流行迅速在世界范围内传播，造成大约 300 万到 500 万的重症病例和 25 万到 50 万的死亡病例。而季节性流感的暴发一般首发在地球的东部，然后传播到西方。

2. 艾滋病的蔓延很可能扩大南北差距而威胁国际安全

非洲撒哈拉以南地区是目前全球艾滋病感染率最高的地区，高达 67%，其中包括 230 万儿童。未来中长期内这一趋势将继续保持，该地区的一些非洲国家由于较高的艾滋病感染率，导致经济发展举步维艰。即使从传统的国家安全角度来看，艾滋病也对该地区的和平与稳定构成现实威胁。该地区一些国家军队中的感染率高达 50% 以上，而马拉维和津巴布韦的军队感染率已经达到 75%—80%，南非军队的感染率则高达 90%。

如果一个国家的军队半数以上感染了艾滋病，那么其国防力量如何保卫国家的安全和公民的生活呢？一些研究表明，艾滋病将在很大程度上继续削弱非洲一些国家的国家能力，导致政府的合法性降低和国内局势的不稳定，促使更多失败国家的出现，并因此而滋生恐怖主义，最后助长国际生物恐怖主义活动。由于艾滋病暴发而导致的难民问题已成为该地区的不稳定因素。

艾滋病对联合国维和行动的影响也引起联合国的高度关注。维和部队部署的大部分地区都是艾滋病高发区。因为面临感染艾滋病的风险，维和人员就有可能成为艾滋病的载体并将疾病传播到其他地区。如果大量维和人员感染艾滋病，那么维和部队的作用就会大打折扣，从而影响国际安全。此外，值得我们关注的是，由于中国在非洲的投资越来越多，该地区的动荡与不安将对中国的海外投资与人员安全构成日益严重的威胁。

3. 全球公共卫生安全与气候变化问题互动将影响全球治理

进入 21 世纪以来，气候变化对全球公共卫生安全的影响受到世界卫生组织的高度关注。根据《世界卫生报告》的估计，气候变化对全球腹泻病例的贡献率大约是 2.4%，对一些中等收入国家痢疾病例的贡献率大约是 6%。2009 年，世界卫生组织发布的一份报告指出，气候变化将对维持健康的一些基本要素，如清洁的空气和水、足够的粮食和住所产生严重的负面影响。在大气方面，极端高温天气可以直接致人死亡。据估计，欧洲 2003 年夏季的一场热浪使 70000 人失去生命。温度升高还将加重大气污染，如光化学烟雾事件将更加严重。目前全球城市空气污染导致 120 万人死亡，其中主要是心血管疾病和呼吸道疾病。在水资源方面，气候变化导致降雨带的变化、蒸发量的增加和冰川融化，加剧水资源紧张形势。缺水人口将从 1990 年的 15 亿增加至 2050 年的 30 亿—60 亿。在粮食方面，未来中长期温度上升和多变的降雨可能导致许多赤道地区的发展中国家粮食减产达 50%，这将加重发展中国家营养不良的形势。当前，世界每年有 350 万人因营养不良而死亡。在居住方面，未来中长期气候变化导致的极端气候事件将明显增加，这一趋势将使与天气有关的自然灾害造成的损失更加严重。20世纪90年代前，这方面的自然灾害曾夺去60万人的生命，使无数人失去家园。与此同时，未来中长期气候变化还将对传染性疾病的控制构成新的挑战。因为许多病毒对温度和湿度高度敏感，比如霍乱和腹泻等。所以，气候变化可能使国际社会控制传染病的努力受到严重打击。若全球公共卫生突发事件与气候异常灾难并发，给全球卫生治理带来的不利影响将不堪设想，如何防范气候与卫生灾害的负面影响成为对政府治理能力的考验。

（二）全球公共卫生安全的应对

《世界卫生报告》将全球公共卫生安全作为主题，提出了维护世界公共卫生安全的六项指导性和启示性建议。一是全面实施《国际卫生条例》。与以往显著不同的是，《国际卫生条例》不再把重点放在边界、机场和海港被动的屏障上，而转向积极主动的风险管理战略。该战略的目的是在一种国际威胁有机会形成之前，尽早发现事件并从其根源制止。《国际卫生条例》使集体防御的重点从少数"检疫"疾病扩大到包含在卫生方面可造成国际反响的任何突发事件，包括新出现和有流行趋势的疾病暴发、食源性疾病暴发、自然灾害以及化学和核放射事件。该条例于2007年6月15日正式生效，为世界各国，首先是为WHO成员国维护和促进公共卫生安全提供了国际法律依据。二是动员全球全社会参与及合作。国际公共卫生安全是一种集体的愿望，也是一种共同的责任。国际组织、各国政府、媒体、企业、非政府组织等各种主体，应当在疾病监测、疫情报告和应急反应等方面进行全球合作，共建全球公共卫生安全体系。三是加强知识、技术和物资资源共享。相关方有效沟通交流，及时共享疫情信息、病原微生物及其他实验室样本、疫苗、诊断方法、治疗方案和设施设备等资源。四是加强公共卫生机构能力建设，有效预测和应对风险。五是政府各部门通力协作，提高公共卫生安全工作的效率。六是加强公共卫生体系内涵建设。调动全球和国家资源，增加公共卫生人员培训，提高监测水平，加强设施建设，提高实验室能力，强化应急反应网络，做好科学研究和开发，持续推进疾病预防工作，加强国际合作是维护全球公共卫生安全的有效途径。《世界卫生组织战略议程》提出一系列国际卫生合作目标与措施：

1. 卫生系统发展的目标是基本卫生服务的普遍可及。要对以下方面提供支持：开展卫生改革，改善卫生筹资，提供卫生服务，卫生人力资源，药物的提供、可及和合理使用，实验室安全，中医药研究及临床检测以确保质量和标准。

2. 实现与卫生相关的千年发展目标（MDG）。消灭极端贫困和饥饿，重点关注贫困和脆弱人群（特别是低收入流动人口、贫困少数民族及偏远地区人群），将其作为《国家合作战略》各规划领域的跨领域问题和共同目标，尤其在卫生系统发展领域。促进男女平等并赋予妇女权利。通过利用各规划领域的性别分层数据、性别分析和应对工作，以及在妇幼保健、乙肝、艾滋病、结核病、控烟领域开展目标明确的活动，将男女不平等作为一个跨领域事项来解决。降低儿童死亡率和改善孕产妇健康。对防治疫苗可预防疾病和扩大免疫规划工作提供支持，强调减少乙肝，消除麻疹，保持无脊灰状态，引入新疫苗以及管理接种后不良反应等。加强妇幼保健干预措施，重点为：妇女保健和生殖卫生综合服务的可及性，质量可靠的产前、产科和新生儿基本服务，儿童生存，儿童疾病综合管理，青少年健康，妇幼保健的监测及数据质量，基本妇幼保健服务的成本测算、监督和评价，婴幼儿喂养和营养，出生缺陷的预防。防治艾滋病、疟疾和结核病。加强艾滋病预防、监测、检测、咨询、治疗和关怀。重点为流动人口的耐多药和广泛耐药结核问题，以及结核－艾滋病双重感染问题，确保环境的可持续性。加强用水质量、改水、改厕工作，加强跨部门政策，以符合国家环境卫生重点。

3. 减少非传染性疾病（NCD）及相关死亡的高负担。 对非传染性疾病国家防治战略及计划的实施、监测、预防等工作以及政府和私营部门间的协调和沟通等工作提供支持。支持控烟工作及《世界卫生组织烟草控制框架公约》的实施工作。

4. 应对新发公共卫生威胁。传染病及新发传染病：加强监测及反应措施，强化实施《国际卫生条例》和《亚太地区新发疾病防治战略》，完善协助管理公共卫生突发事件的"全球暴发预警和反应网络（GOARN）"。保障食品安全，支持《国家食品安全监管框架》的实施；加强国家立法，提高食品安全管理和监督的能力。促进药品安全，支持建立一个全面的国家药品安全体系，提高药品监督、管理和监测的能力，加强假药方面的国际信息交流。应对环境卫生威胁，开展脆弱性评估，制定适应及减轻气候变化及空气污染的卫生战略，提高执行《国家环境与卫生行动计划》中与气候变化和能源有关条款的能力。

全球化时代的国际卫生合作任重道远。正如世界卫生组织总干事陈冯富珍博士所言："在一个全球贸易和旅游广泛发展的时代，新的和已有的疾病能够超出国家边界，威胁我们的集体安全。我们只有通过发达国家和发展中国家之间大力合作并更加注重信息分享和加强公共卫生系统与监测，才能遏制这些疾病的传播。"

三、结　论

疾病传播及公共卫生事件是全球公共卫生安全的重要威胁。第一，某些疾病仍在发展中国家肆虐，但发展中国家发现和应对传染病的能力有限，很有可能导致疾病在全球的快速传播。第二，人类与动物间物种屏障被打破导致新发传染病的散发，微生物从动物宿主迁移到人类宿主导致的疾病暴发，均可能带来疾病在全球范围内的流行。第三，全球经济政治发展失衡、国际冲突与气候灾难频发、全球公共卫生治理机构职能重叠等因素，影响全球公共卫生安全。健康问题无国界，随着全球化的发展，世界变得越来越复杂和日益相互依存，微生物的世界因其生存环境的改变也在衍变它们的毒力、传播方式和耐药能力，那些威胁全球卫生安全的突发事件将继续出现。未来中长期，这些因素很可能仍将存在。

根据处理传染性疾病与公共卫生事件的长期经验，世界卫生组织（WHO）提醒人们，与其谋求完全杜绝传染性疾病与公共卫生事件的发生，不如采取相应措施积极应对。为应对全球公共卫生危机，国际社会已初步建立国际卫生合作机制及全球公共卫生治理体系，但离实际需求还有不少差距。如美国印第安纳大学教授戴维·费德勒（David Fidler）在总结国际社会应对 2003 年的 SARS 疫情时指出，该过程暴露了全球公共卫生治理体系的若干问题。一是国际公共卫生资源与应对能力上的失衡，表现在发达国家与发展中国家在公共卫生监控及应对能力上的差距。二是帮助发展中国家建立核心公共卫生监控及提高应对能力不够，以及缺乏协助发展中国家导入明确策略，特别在资金补助方面。三是全球公共卫生治理的基本核心——监控系统的配置受国际卫生秩序不合理、利益分配不平衡问题的限制。

未来国际社会需要进一步完善国际卫生合作机制及全球公共卫生治理体系。该全球体系要以强大的国家公共卫生基础设施和能力为基础，能够对特别的健康威胁做好充分准备，具备有效降低风险的能力、协调预警和应对行动的能力。完善该机制体系的努力应包括：促进 WHO 的改革，完善 WHO 在全球公共卫生治理中的领导作用；增进发达国家与发展中国家的国际卫生合作，提高对全球卫生体系的投入及其效率，缩小全球不同区域卫生水平的差距；发挥非政府组织在全球卫生治理中的积极作用；妥善应对国际气候、环境等因素对全球公共卫生治理的影响。

第三节　我国突发公共卫生事件的特点与趋势

科学和完善的公共卫生应急体系是经济社会发展的进步标志和重要因素，纵观全球，没有任何国家公共卫生系统和公共卫生应急体系是非常完善、毫无问题的。随着社会一体化和经济全球化的不断推进，突发公共卫生事件呈现的种类和特征更加多元化和复杂化，公共卫生体系面临严峻的考验和挑战，突发卫生事件频发导致很多经济社会问题的产生。我国现阶段处于社会结构转型和各项改革的关键时期，社会不稳定和危机因素逐步增多，更易于发生突发公共卫生事件。

1986 年，德国社会学家贝克第一次使用了"风险社会"的概念来阐述后工业社会存在的普遍状况和现实问题，并逐步将"风险社会"加以理论化。随后世界范围内波及的突发公共卫生事件，如欧洲各国发生因二恶英污染传播所致畜禽类、乳制品污染问题，美国的结核牛和英国的疯牛病事件，墨西哥全球性甲流疫情暴发，我国从SARS 蔓延到 H7N9 肆虐等等，均向世人说明我们身处危机频发的社会，人类的生命健康和疾病问题逐步凸显出来，"风险"与"危机"成为这个时代重要的特征因素。

贝克认为，风险社会有较为突出的两大特征：一是人类种子技术发展以及工艺革新导致社会发展的不确定性。二是社会制度变革与结构变化导致的风险隐患。这两大特征的相互结合与作用形成了现代风险社会。随着经济全球化与传播国际化的纵深发展，自然灾害、事故灾难、突发卫生事件以及社会安全事故突破国界与区域的界限，传导向强，扩张性加剧。"人造风险"与"传统风险"日趋常态化与集聚化，国内与国际风险、区域性与全球化危机之间的界限逐渐模糊，人们已经进入前所未有的风险社会。

一、我国目前突发公共卫生的现状

（一）突发公共卫生事件频繁发生

近几年来，我国突发公共卫生事件频繁发生，其破坏性、突发性、不可预知性受到各级政府和广大学者的普遍关注，如何更好地运用相关应急管理广泛传播方法与理论解决突发卫生问题，如何有效应对与防范卫生事件，如何运用相关科学化与合理性应急管理机制把危害程度降到最低，成为我国政府亟待解决的棘手问题与现实困境。

（二）突发公共卫生事件造成重大的社会灾难

从法律层面上，《突发公共卫生事件应急条例》的颁布实施，标志着我国应对突卫事件有了法律意义上的指导、实践方面的规范，《突发公共卫生事件应急条例》的重要性与权威度具有里程碑的意义。从实践层面上，中央和地方在预警机制、应对机制、事后管理机制等方面逐步改善，并成立了常设的、专业性的应急管理机构进行日常管理与服务，初步完备了卫生应急管理体系。但是实现政府突发公共卫生事件应急管理机制的科学化与合理化尚需时日，公共卫生事件的复杂性、紧迫性、危害性等不可预知的特性需要进一步健全政府公共卫生管理体制。

二、突发公共卫生事件的特点

目前我国还处于经济发展与社会转型的关键时期，同时进入社会风险与突发事件的高发阶段，公共卫生事件存在以下特点。

（一）突然暴发性与不可预知性。这一特征说明：一是突发卫生事件难以通过科学仪器与工具手段进行预测和推断，事情的发生事前没有征兆，难以进行有效的防范与预警。二是突发卫生事件一旦暴发与蔓延，需要政府机构与相关部门在紧急状态与短暂时限内做出分析判断，认定事实与推断结论，从而更好地进入应对环节。

（二）复杂性与繁冗性。突发公共卫生事件可能是由多个源头与媒介引起的，地质灾害、化学细菌、传染疾病、农林牧副等都会在相当程度上产生危机事件，种类繁多，根源复杂。而且同类事件表现形式与动态化传播千头万绪、千差万别，处理方式与方法也差距甚远，较难预测其辐射范围和发展趋势。

（三）经济破坏性与社会危害性。突发公共卫生事件与生产生活、生命健康、安全稳定息息相关，可以在短暂时间和微小区域造成人群发病与死亡、财产损失与社会动荡，对社会安全与经济发展影响严重，这一特征迫使政府部门需要及时有效地控制危机局面，减轻社会危害度和蔓延破坏力。

（四）处理的综合性和系统性。由于突卫事件的骤然性和突然性，其现场控制与处理、原因分析与调查、善后总结与预防涉及多个部门和机构，政策性与协调性较强，是一项综合性的系统工程与紧迫性任务，需要在政府部门的统一布控与系统管理下才能稳妥推进相关工作。

（五）全球化与国际化。疾病传播、中毒传染以及食品药品安全是全球性的问题，国际合作与沟通空间巨大。当前国际之间人与人联系密切，沟通顺畅，这都为疾病传播与蔓延扩散提供了可乘之机，公共卫生事件可以跨越洲际之间的阻隔以及区域之间的限定，横行肆虐，影响广大。

三、突发公共卫生事件应急管理的基本原则

（一）政府主导、社会参与的原则。突卫事件的特点决定了公共卫生事件的预防、监控、处理需要在政府机构的主导下进行，分类管理、分级负责、条块结合、属地管理的突卫事件应急管理体制机制已经成为应对公共卫生问题的关键路径选择，实时依据突卫事件的影响范围、危害程度以及资源分配比率等因素，启动与响应相关的应急预案与处理规划。同时公共卫生是一项涉及面广、波及群体宽泛的事业，非政府组织、大众媒体、民众等社会力量的参与在保证突卫事件效率化、效果性解决方面将发挥重要作用。

（二）预防为主、以人为本原则。突卫事件是难以避免与直接监测的，对于公共卫生的应急举措首要在于预防，深化危机意识。无论是生物病原体所致的流行病还是人为与自然因素所引起的公共卫生问题，坚持预防为主的原则可以将欲发生的突卫事件扼杀在萌芽状态中，可以将难以监控的突卫事件造成的损害降到最低；另外突卫事件危及民众生命安全与健康，必然导致财产与物质的损失，各级部门和政府机构应该始终坚持"以人为本"的首要原则，利用所有资源与设备，最大限度地保障群众生命安全，对于受灾群众和参与救援的人要竭尽全力做好防护与保障安全工作。

（三）公平性与效率性原则。每个公民都享有接受公共卫生物品消费和享有卫生保健服务的权利，政府在依法办事与履行职能时，要充分保障卫生医疗资源分配的公平性与效率性。当流行传染疾病、重大卫生灾害、食品药品危机等事件发生时，在统筹与优化卫生资源分配时，首先确保受灾群众卫生保健服务的基本功能；其次，政府必须强调效率性原则，安排组织科学化与合理化的救援措施（精干高效的救援队伍、充分及时的救援物品以及行之有效的卫生保健服务），通过卫生资源的合理配置和救援措施的精益化运行，确保突卫事件在第一时间得到有效的公平性救助与效率化救援。

（四）时间性与协同性原则。突卫事件具有突发暴发性与不可预知性的特征，事件暴发过程和危机传递由于信息不畅、沟通不良等原因容易加剧事态的蔓延，因此突卫事件的先发处理在于时间的有效把握，政府应该争取在最短的时间内控制危机局面，及时准确稳控事态的发展。另外突卫事件不断考验政府的管理水平和服务能力，事件通常会涉及多个领域和机构，除了卫生管理机构以外，交通运输、公安警察、食品药品监督管理部门、医疗保障机构以及通信辅助部门等也将协调参与，如何形成联动配合机制，从而更好地促成多个部门和工作人员的合作，发挥整体化优势，是政府行政职能履职的重要方面。

四、我国突发公共卫生事件应急管理的重要意义

随着改革开放的不断深入以及社会结构加剧转型，突发公共卫生事件的破坏性与影响性暴露出我国应急管理方面的缺陷与问题，科学化、合理化、效能化的突发公共卫生事件管理机制，对于保障和维护人民群众生命健康、物质财产以及降低各类损失，维护社会稳定具有重要的现实意义。

（一）突发公共卫生事件的管理与应对是政府能力建设的重要方面

在发生突发公共卫生事件后，地方政府如何应对，应对的效率性、效果性都会涉及到这一事件的影响程度、辐射范围以及损失程度，政府应急管理能力是处理公共突发卫生事件的关键，直接关系到社会稳定、人民满意度以及经济发展度，来自国内外诸多领域的公共卫生事件的暴发，对于政府应急管理能力与水平提出更高的要求，这关乎我国和谐社会建设的推进程度，同时也严峻考验着政府管理能力建设。

（二）建立科学化、效能化的突发公共卫生事件应急管理机制是政府社会管理的重要内容

突卫事件对于人类健康与生命安全造成严重威胁，对于经济发展、社会稳定、大众心理的广泛冲击不可小视，特别是我国特大城市人口集聚度过高，交往密切程度频繁，受威胁人群剧增，受破坏程度较高，事件一旦大暴发，危害性与损失度必然增大。城市地区现已为突卫事件发生的高危区域；而广大农村由于缺失相应的卫生常识与应对手段，事件发生极易酿成严重灾难，所以建立科学、效能化的应急管理机制极为重要。

加强应急管理，提高预防和处置突发公共事件的能力，是关系国家经济社会发展全局和人民群众生命财产安全的大事；是构建社会主义和谐社会的重要内容；是坚持以人为本、执政为民的重要体现；是全面履行政府职能，进一步提高行政能力的重要方面。通过加强应急管理，建立健全社会预警机制、突发公共事件应急机制和社会动员机制，可以最大程度地预防和减少突发公共事件及其造成的损害，保障公众的生命财产安全，维护国家安全和社会稳定，促进经济社会全面、协调、可持续发展。

第四节　突发公共卫生事件的影响及应对措施

国家卫生和计划生育委员会 2013 年 3 月 31 日通报，我国上海市和安徽省发现 3 例人感染 H7N9 禽流感病例，此次人感染的 H7N9 禽流感病毒，是全球首次发现的新亚型流感病毒。如何防控重大传染病疫情、中毒等突发公共卫生事件，如何从 SARS 事件、甲型 H1N1 流感大流行等典型突发公共卫生事件的防控中汲取教训，成为医疗卫生系统和社会公众反复思考的议题。突发公共卫生事件的防控不仅是医学问题和技术问题，而且已经成为影响一个地区、一个国家社会经济发展进步的重要问题之一。

一、　突发公共卫生事件的影响

随着严重急性呼吸综合征 (SARS) 事件、三鹿奶粉事件、甲型 H1N1 流感疫情等突发公共卫生事件的频繁出现，一方面对公众身心健康产生危害，并且可能对公众的行为生活方式及心理产生长远的影响；另一方面，一些突发公共卫生事件涉及社会不同利益，敏感性、连带性很强，处理不好极易造成社会混乱，进而影响社会经济、政治和政府的国际声誉。为此，要研究和建立一个较为科学可行的突发公共卫生事件社会影响评估机制，为政府和卫生应急专门机构制定突发公共卫生事件的相关政策、合理调配资源、建立相关补偿机制等应急管理工作和维持社会稳定提供重要依据。

国务院颁布的《突发公共卫生事件应急条例》第二十九条明确规定，省级以上人民政府卫生行政主管部门或者其他有关部门指定的突发事件应急处理专业技术机构，负责突发公共卫生事件评估工作。自 SARS 事件发生以来，国内学者针对突发公共卫生事件应急能力评估、事件应急处置效果评估、事件造成影响，尤其是公众健康影响、地方及国家各行业经济影响等的研究渐渐深入，但是对事件造成的社会影响评估研究尚不全面。

（一）危机事件、突发公共卫生事件概念的辨析

危机事件是由自然和社会等多种因素所导致的，能对系统或组织秩序和运行轨迹造成影响的一系列紧迫事件。它造成了一种紧急状态，要求系统或组织在有限的时间、信息、人员等资源条件下进行快速决策和应对。中国国务院发布的《国家突发公共事件总体应急预案》中突发公共事件是指突然发生，造成人员伤亡、财产损失、生态环境破坏和严重社会危害，危及公共安全的紧急事件。突发公共事件主要强调事件发生的突发性、公众性和紧迫性，危机则更强调事件危害的严重性和规模性。如果能及时、有效地处理突发公共事件，控制其危害，突发公共事件则不会发展为危机；而当突发公共事件危害的严重性和规模达到了一定程度，突发公共事件便可演化成危机。国务院颁布的《突发公共卫生事件应急条例》，将突发公共卫生事件定义为突然发生，造成或可能造成社会公众健康严重损害的重大传染疫情、群体性不明原因疾病、重大食物和职业中毒以及其他影响公众健康的事件。

（二）危机事件社会影响

各国学者对危机事件所造成的影响进行了较系统的研究和探索。其中，Michael K. Lindell 认为：危机事件的影响包括物理影响和社会影响。物理影响是指危机事件所造成的财产损失和人员伤亡等实际损失。社会影响是指危机发生后，给社会带来的长期的难以评估的社会心理、社会价值观、社会经济、社会政治等方面的影响。国内学者魏玖长认为：危机事件的社会影响是指危机发生后，由于其破坏性及延续性，对社会公众所造成的心理和行为等一系列改变，如对遇难者的同情与关注、心理恐慌、价值观发生变化、自身采取的规避行为等。

（三）突发公共卫生事件社会影响定义

突发公共卫生事件在一定情境下可演化成危机事件，由此借鉴危机事件社会影响的内涵来界定突发公共卫生事件社会影响。突发公共卫生事件具有突发性、公共属性、危害的严重性、处理的综合性和系统性等特征，其中，突发公共卫生事件的危害是指可能对公众健康和生命安全、社会经济发展、生态环境等造成不同程度的危害，这种危害既可以是对社会造成的即时性严重损害，也可以是从发展趋势看对社会造成长期的影响。根据事件影响的时间范畴，王陇德将突发公共卫生事件的社会影响分为近期影响和远期影响。近期影响是指突发公共卫生事件对社会公众生命和健康的直接危害及对社会生活、社会心理、社会经济的直接冲击和损害，是事发当时显现的影响。远期影响则是透过近期影响的现象，对社会和公众所产生的间接影响，是事发过后长久的、隐性的，甚至不易察觉的影响。通过对社会影响内涵的梳理，本文将突发公共卫生事件的社会影响分为广义和狭义两种。广义的社会影响包括社会人员伤亡、社会心理、社会经济、社会政治等多方面的综合影响，涵盖的内容广泛。狭义的社会影响是对广义概念上除健康和经济影响外其他社会影响因素的具体界定。

国内外学者对于突发公共卫生事件造成的社会人员伤亡损失、社会心理、社会经济影响的评估研究比较多，且这类影响评估工作较易开展。而社会影响评估，由于内容较难界定、资料收集困难，导致对该领域的评估开展较少。由此，本文依据狭义的突发公共卫生事件社会影响的界定，对其具体的评估内容进行探讨。

（四）社会影响评估的内容

如何进行社会影响评估主要取决于评估对象。根据突发公共事件的发生过程、性质和机理，突发公共事件主要分为4类：自然灾害、事故灾难、公共卫生事件、社会安全事件。由于各类突发公共事件的性质、严重程度、可控性和影响范围等方面不同，所以各类突发公共事件所造成的社会影响也有所差异。目前，国内外对自然灾害类事件的影响评估研究较多。

自然灾害的影响评估内容主要分为3个方面：社会影响评估、经济影响评估和环境影响评估。自然灾害社会影响评估主要评估灾害对人口及维持其生存和发展的社会资源与条件造成的损失和影响，它贯穿于灾害应急与灾后恢复重建全过程，为灾后社会系统恢复与重建提供支持。国内外对其研究较多且日趋完善。自1950年以来，美国、欧洲国家非常重视灾害社会影响的分析与评估，开展了大量案例研究，研究主要集中于人口、社会心理、社会生计、社会管理等4大领域。除此之外，《汶川地震灾后恢复重建总体规划》实施的社会影响评估中还将脆弱人群的社会事业与生活、社会心理作为研究重点。

（五）突发公共卫生事件的社会影响评估内容

借鉴自然灾害的社会影响评估的内容框架，分析和探讨突发公共卫生事件的社会影响评估的内容。从不同的社会组织来看，突发公共卫生事件发生后对社会影响呈现较大的层次性。事件的遭遇者和责任者最先感知到，由于事件的公共性及危害性，其影响将向外传递。事件现场的公众较先感知到威胁，社会心理学研究表明，在社会突发事件中，社会公众的情绪处于一种极不稳定的状态，易对正常的生活秩序以及某些社会组织正常运转产生影响。同时也是对突发公共卫生事件应急体系能否及时有效地发挥作用的评价。政府及相关部门作为突发公共卫生事件应急体系的领军者需要及时启动相应的突发公共卫生应急预案着手处理事件，保证社会秩序的稳定，以免事件影响的进一步扩散。此阶段考验事件处理者及责任者应急处置能力。如果政府未及时处理或处理不力时，其影响还会扩散到国际上其他的国家或地区。

突发公共事件影响相关法律法规的建立和完善，影响公共卫生服务体系的建立和完善，其评估的详细结果可为决策者提供直接的参考，便于决策者及时有效地应对。事件的社会影响与政府和卫生应急专门机构如何有效处置事件密切相关。在事件应急处置过程中，如果能准确评估事件的社会影响，则会提高决策和应急反应的科学性、精确性、有效性，同时有效地提高政府的应急管理能力和卫生应急专门机构的应急反应能力。

突发公共卫生事件的社会影响评估有利于维持社会秩序稳定。突发公共卫生事件发生后，往往谣言散布，如 SARS 事件发生后我国多个地方出现了抢购醋和板蓝根的情况，引起社会恐慌和不安，若能通过较准确的评估，弄清事件社会影响范围大小，就可为事件处理者提供决策支撑；还能通过及时发表相关信息，最大程度地消除社会恐慌，减少乃至消除事件的不良社会反响，维持社会和谐稳定。

突发公共卫生事件的社会影响评估有利于政府和卫生应急专门

机构应急管理及应急反应能力的提高。政府应急决策的依据是事件的直接危害性及其中远期效应，评估的详细结果可为决策者提供直接的参考，便于决策者及时有效地应对。事件的社会影响与政府和卫生应急专门机构如何有效处置事件密切相关。在事件应急处置过程中，如果能准确评估事件的社会影响，则会提高决策和应急反应的科学性、精确性、有效性，同时有效地提高政府的应急管理能力和卫生应急专门机构的应急反应能力。

突发公共卫生事件的社会影响评估有利于控制突发公共卫生事件影响的扩散。事件发生后，将对家庭、社会各个组织，甚至对国家造成不同程度的负面社会影响。从受到危机事件影响的角色划分来看，危机事件发生后，其产生的影响在对外扩散过程中，呈现出较明显的层次性。危机事件的破坏阶段，危机现场的个体最先感知到危机事件的威胁，其次是发生危机事件的组织、政府、媒体、社会公众及其他组织。如果危机事件的公共性很强并且政府难以及时处理，其影响还会扩散到国际上其他的国家和地区。所以，通过及时有效的危机事件社会影响评估，可以让危机事件处理者明确地认识到危机事件对社会安定的影响范围和程度，及时把握危机事件发展的趋势和阶段，采取有效措施，从而使危机事件的社会不良影响最小化。

二、突发公共卫生事件应对策略和措施

突发公共卫生事件虽然复杂多样、危害性大，随着科技的发展和人们认识的提高，近年来发生的重大突发公共卫生事件在政府、医务人员和社会公众的共同努力下大部分得到圆满解决，但也有一些由于认识错误或者应对不及时，造成了较大的危害。我们认为，突发公共卫生事件是可防可控的，宣传突发公共卫生事件的可防可控性应成为我国突发公共卫生事件应对的一种重要策略。这对于消

除社会公众的恐惧心理，保持社会安全稳定，使广大群众配合政府和医务人员防控突发公共卫生事件工作有重要意义。国务院 2006 年 1 月 8 日发布《国家突发公共事件总体应急预案》，将突发公共卫生事件纳入突发公共事件总体应急管理体系，突发公共事件的预防走上了法制化、规范化之路。突发公共卫生事件是否可防，关键是在事件先兆期能否处置得当，主要措施就是监测、预测和预警。我们应坚持预防与应急相结合，常态与非常态相结合，做好应对突发公共卫生事件的各项准备工作。完善预测预警机制,建立预测预警系统，开展风险分析，做到早发现、早报告、早处置。

（一）监测

建立健全各级监测系统，广泛收集各种信息。监测工作一是要建立监测点，二是要联网，形成系统。国内已建成全国统一的疾病监测报告系统，实时收集管理来自各级医疗卫生机构的诊断治疗信息，对于早期发现疫情等事故隐患苗头起到了很大的作用，目前已建立了一套规范运行的机制。流感病毒监测、食品安全监测等也起到了一定作用。2013 年 4 月人感染甲型 H7N9 流感病例出现之后，上海、北京等地迅速启动了对不明原因肺炎的监测程序，及时查明是否感染了 H7N9 流感病毒。这说明 SARS 之后国家对突发公共卫生事件已经有了比较完善的应对方法。

（二）预测

由专门机构和专家对获得的监测信息，如国内外的各种疫情、中毒等事件的类型、趋势等进行分析评估，结合专业理论进行合理预测。预测的重点内容是突发公共卫生事件是否会发生，何时发生，在什么地区和人群中发生。预测要建立在对事件信息科学分析的基础之上，同时需要丰富的实践经验积累。预测有风险，失败的预测可能会造成不可逆转的后果。因此，要建立各级流行病学、公共卫生和临床专家组成的专家委员会，随时对可能出现的情况进行分析研究，及时进行评估。

（三）预警和发布

根据预测分析结果，对可能发生和可以预警的突发公共事件进行预警。预警级别依据突发公共事件可能造成的危害程度、紧急程度和发展势态，我国将其划分为四级：I级（特别严重）、II级（严重）、III级（较重）和IV级（一般），依次用红色、橙色、黄色和蓝色表示。预警信息包括突发公共事件的类别、预警级别、起始时间、可能影响范围、警示事项、应采取的措施和发布机关等。突发公共卫生事件的预警包括相互联系的五个步骤，分别是：1.信息收集；2.预兆识别或鉴定；3.事件证实和确定，提高公共卫生警觉；4.提升公共卫生应答水平；5.发布警示信息，通报可能存在的威胁及应对措施。也可简单归结为三个方面，即风险评估、预警决策和行政发布。突发公共卫生事件预警三个方面、五个步骤的工作是一项专业技术工作与行政工作相结合的系统工程。信息收集、预兆识别或鉴定、事件证实等风险评估工作由各级疾病预防控制机构和卫生行政部门完成，通过监测信息、报告信息和情报，分析提出评估报告，向本级政府或上级卫生行政部门提出风险评估意见和处置策略及措施建议，以及预警提示范围的建议。政府处置突发事件领导小组审查后做出预警决策并向有关单位发布预警警报。预警主要包括以下内容：发生或可能发生的事件的性质或类别、严重程度、可能影响的地区及人群范围、时间跨度，预警的级别、开始时间。警示应采取的预防控制策略和措施，事件管理权限、程序和手段，发布机关、发布时间、有效范围等。预警信息通报与发布由有管理权限的政府部门实施。

三、突发公共卫生事件的控制

事实证明，突发公共卫生事件是可控的，但是必须建立在综合控制的基础之上，建立在多种社会力量、多种合力共同努力的前提之上。

（一）确定事件的性质

是疫情还是中毒？是自然灾害还是人为污染？也就是说要尽快将事件归类。这个问题从我国现阶段的情况看，亟待大力培养和造就一批现场经验丰富的专门人才，以适应现场控制的需要。

（二）查清事件的范围

事件范围包括时间、地区、人群三个重要的流行病学分布要素，也就是流行病学强调的"三间分布"，在多长的时间跨度，多广的地区范围，多大的人群内发生的这个事件。特别是重大的传染病疫情，如果没有摸清这三个方面的基本情况，是难以控制疫情并阻断扩散的。

（三）尽早进行现场处理

事件的现场处理一是要尽早进行，不能延误，在进行初步的分析判断之后就应当进行，不能等事件完全查清之后才进行。二是措施应当因时因地制宜。同样性质的事件也会呈现不同的特征，要在认真分析每个事件的具体情况之后制定控制方案。措施有主导与辅助、主动与被动、个体与群体等之分。制定的策略措施还要考虑可能产生的社会影响。三是及时进行效果评估，进行阶段总结，总结经验，根据情况及时调整策略措施。

（四）做好信息管理和信息发布

突发公共卫生事件的控制需要公众的参与，如果没有公众的参与，突发公共卫生事件就不可能得到有效控制。什么时候公布什么样的事件信息，让社会各界知晓了解什么样的信息，处于事件中的人和处于事件影响外的人需要哪些配合。也即让人们知道什么做什么，在很多时候，特别是在事件发展的重要阶段，往往决定一个事件的走向，不可不重视。这恰恰是我国现阶段突发公共卫生事件控制的一个薄弱环节。2003 年 SARS 疫情流行初期隐瞒疫情酿成大祸的教训应引以为戒。建立健全突发公共卫生事件信息管理发布机制，以规范化的方式发布信息是目前应当着力解决的问题。

（五）完善法律法规

现场控制要在人群中进行，必然涉及法律法规问题。如事件原因性质的确定、疫区划定、病人隔离、污染物无害化处理、信息发布等均应当有严格的法律依据。但目前相应的法律法规还不完善，各种方案预案还缺乏可操作性，应当加快相应的立法工作，健全多层次的法制体系，完善国家和各级地方政府的方案预案，为突发公共卫生事件的预防控制保驾护航。

四、突发公共卫生事件对公众的知识、心理和行为的影响

突发公共卫生事件有 3 个特征：首先是突发性，即突如其来，不可预测；其次是公共卫生属性，指在公共卫生领域发生的事件，涉及范围一般比较广泛；最后是严重损害性，其对公众健康、社会发展都可能造成严重损害。正是由于具有上述 3 个特征，突发公共卫生事件一旦发生就将会对社会各个领域产生直接的影响，其主要表现为过度关注事件的进程，心理、行为也会随之发生一系列变化。在突发公共卫生事件发生早期，往往缺乏权威的信息传播渠道，由于对其知之甚少，常常显得束手无策，此时获得有关事件的正确信息，特别是某些涉及新发、罕见疾病或状况的突发公共卫生事件，

公众缺乏相关知识，甚至逃离事件发生区域。此外，有限的信息在传播过程中还常常出现严重变形和扭曲，民间传言乃至谣言迅速膨胀、传播，公众由于缺乏对信息正确的判断和认知能力，而常常接受各种失真信息，掌握未经证实或错误的知识，例如引发突发公共卫生事件的非真正原因（错误的病原体、未经查明的致毒物）、不科学的预防和治疗措施、被扭曲的突发事件的进展情况（事件波及范围、受累人数、已采取的措施及措施效果）等。

在突发公共卫生事件发生早期，由于不了解事件真相、缺乏相关的科学知识，公众常常出现一系列非理性的情绪，以焦虑、疑病和抑郁较为普遍。焦虑心理主要表现为广泛性的紧张不安、焦虑、烦躁，经常提心吊胆，出现不安的预感、高度的警觉状态，容易冲动，担心自己及家人的健康状况。疑病心理主要表现为内心充斥怀疑和困惑，对自身健康状况或身体某一部分功能过分关注，没有根据地担心、怀疑自己患上某种疾病或出现了中毒症状。情绪低落、抑郁、失去愉快感，对突发公共卫生事件的形势悲观、失望、厌世而不能自拔，对事件的结局持怀疑态度，对政府和权威机构所采取的措施不信任。

洁癖是突发公共卫生事件尤其是急性传染病流行时很容易形成的另一种行为。这种强迫行为是在难以抑制的意向影响下发生的，明知不合理、不必要，但自己无法控制。表现为反复地重复某些动作，如频繁洗手，反复消毒，不停擦拭物品。另有部分人群，表现为过分依赖他人，要求别人关心自己，生活被动，行为幼稚，出现类似儿童的行为。还有部分人群表现为典型行为习惯的改变，没有食欲或暴饮暴食，过分依赖药物或烟酒。部分人群还会出现某些过激行为，如集体抢购，大量储备现金、药品、食品和防护用品，易与他人发生冲突，甚至出现违法行为或自杀。另一方面，在事件开始阶段，部分公众由于对事态的严重性估计不足，会存在侥幸心理，表现得满不在乎，不进行认真的个人防护，出现症状不进行及时治疗。

在突发公共卫生事件发生后期，公众的知识、心理和行为变化情况。

（一）相关知识的变化

在突发公共卫生事件晚期，大规模宣传活动的开展使公众的认知水平有了显著提高。有关突发公共卫生事件的起因、形势进展、预期结局等信息的知晓率明显提高。公众对某些特殊事件如传染性疾病的病因、传播途径、易感人群、预防控制措施及效果症状体征、相关法律法规，自然灾害出现的早期征象、自我救助方法，职业中毒的自我防护和救治等知识的掌握情况也有了明显改善。

（二）心理状况的变化

在突发公共卫生事件晚期，公众了解了突发公共卫生事件的真相，掌握了科学的知识，不再否认、回避、退缩，不再过分抱怨、过分依赖他人，取而代之的是积极调整自己的心理状态。人们的心理由非理性恐慌转入理性状况，心理压力明显减小，对突发公共卫生事件的恐惧与紧张心理有了明显改善，对自己和家人健康状况的担忧显著减小，安全感提高了。对突发公共卫生事件的形势有了比较全面和理性的思考。对政府和相应机构采取的处理措施（如隔离、观察）表示出更大的信任，对事件的最终结果表现出更大的信心。同时，仍有部分居民尽管较好地掌握了相关知识，但仍然心存忧虑，原因可能是由于事件的突发性以及后果的严重性，使人们对事件突发性和严重性的关注远远超过了对其相关知识的关注，所以即使较好地掌握了知识，仍不免产生紧张和恐慌的心理反应以及过敏、强迫等行为问题。

（三）行为的变化

在突发公共卫生事件发生后期，公众的行为将随着相关知识的掌握和心态的调整而出现明显转变，逃离疫区、抢购物品等过激行为显著减少，取而代之的是科学、规范的行为。人们不再讳疾忌医，出现症状会尽早到医疗机构就诊；不再盲目使用预防药物和采取极端的防治手段，而是根据自己的实际情况、依据科学知识，采取适度的预防措施；不再将自己封闭，而是采取更多的方式与外界沟通和交流。与此同时，某些妨碍公众健康的陋习被人们摒弃，良好的卫生习惯开始在公众中复苏或萌生，越来越多的人建立了良好的生活习惯，积极从事体育锻炼，参加文娱活动，注意合理膳食，保持充足的睡眠，保护周围的卫生环境。

及时、公开、权威的信息发布能够提高公众相关知识的知晓率，减少公众的心理压力并能够提高其心理应对能力。在突发公共卫生事件发生时，政府应及时、有效地公开信息，主流媒体应积极为政府和公众提供沟通平台，及时、准确地报道事实真相。只有将民众最关心的相关信息公开、透明、及时传播，让更多的人了解事件真相，使事件处理的成效被广泛认知，才能有效减少公众的心理压力，提高其心理应对能力。

突发公共卫生事件发生后，政府部门和各类专业机构应在第一时间将信息传播告知，引导公众正确对待传言和谣言。权威信息传播得越早、越多、越准确，公众能越早获得科学的知识，运用审慎、理智的态度来看待突发公共卫生事件，减少过激行为的发生。同时，承担沟通和传递公共信息的媒体应及时成为公众内部以及公众和政府及权威机构之间的交流平台，积极介入事件之中，发布权威信息，解决公众困惑。在传播过程中，媒体更要注意不能夸大事实，导致报道出现负面影响，引起公众更大的恐慌。

1.积极开展健康教育活动，增强公众理性行为能力。健康教育在突发公共卫生事件中应该充分发挥作用，这是不容置疑的。健康教育基本的功能是面对大众，通过知识的传播和信息的传递，指导、帮助公众建立正确的认识和行为，来促进健康。对于突发公共卫生事件来说，开展健康教育是十分必要的。因为健康教育可以在疾病和伤害的预防保健知识及相关防护措施方面，给公众以正确和及时的信息帮助与指导。其实除了传染性疾病以外，其他的事件如化学品的泄漏、食物中毒等可能或者已经对公众造成伤害时，健康教育工作者都应及时将信息和相关科学防护知识传达给公众，尽可能减少他们所受到的伤害。在突发事件的不同阶段，健康教育应做的工作也是不同的，所起到的作用也是不一样的。在事件刚刚出现时，健康教育工作的目标是及时地让公众了解相关的信息，起到预警作用，提高人们的防范意识。在事件发展过程中，开展健康教育可以使公众对于事件的发生和发展有进一步的认识，让群众了解正确信息，了解预防和自我保护的具体知识。在突发公共卫生事件结束或接近尾声时，开展健康教育可以帮助受到冲击和影响的人群从疾病、伤害或其他的特殊状态下尽快恢复过来，重新回到正常的社会生活中。同时，良好的健康教育也能够帮助公众认识到事件所处的阶段，使他们保持清醒的状态 。在事件结束以后，还可以帮助全社会进行反思，让人们看到哪些行为、生活方式或态度可以使他们远离伤害，以便对人们今后的健康行为和生活方式进行指导。指导公众树立正确的健康观念和健康意识，从而自愿采纳有利于健康的行为，最终养成良好的生活方式。

2. 开展心理干预活动，促进公众心理健康。心理干预就是在心理学理论指导下有计划、按步骤地针对社会公众的心理活动、个性特征或心理问题施加影响，使之发生指向预期目标的变化。面对突发公共卫生事件，心理干预可以指导公众保持正确的态度去应对危机以及危机引发的社会恐慌。当社会发生突发事件时，积极的心理干预帮助人们获得心理上的安全感，缓解乃至稳定由事件引发的强烈的恐惧、焦虑和抑郁的情绪，恢复心理的平衡状态，使人们保持良好的心态，避免因心理失衡造成的自我伤害。对自己近期的生活有所调整，并学习到应对事件有效的策略与健康的行为，增进心理健康。

心理干预对社会突发事件的处理不仅是有效的，而且可以是预防性的。世界上许多国家都有危机教育。缺少危机教育，就会缺少危机意识，进而会缺乏在危机面前的"抗打击能力"。突发公共卫生事件带来的危机往往给人们造成超乎寻常的压力，构成"应激"状态，如果能够给予公众一定的心理辅导，人们就会减少心理压力，变得坚强起来，"成熟"起来。因此，心理干预应该成为防御灾难、抵御危机的一个重要组成部分。理想的目标是建立基本的预防程序，通过积极的心理干预，使全体社会公众保持心理健康，在面对突发公共卫生事件引发的社会危机时不会产生心理恐慌，从而避免出现一系列由此而引发的非理性行为。

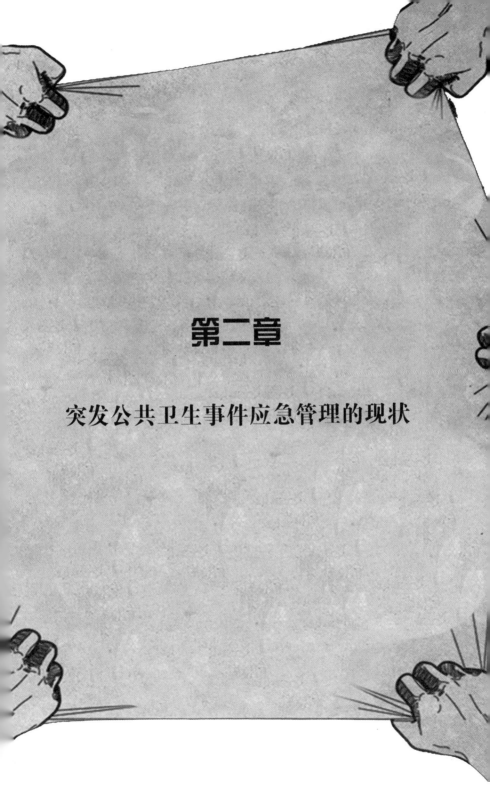

第二章

突发公共卫生事件应急管理的现状

当今社会，人类的物质生活和营养水平得到了极大的提高，但这并不意味着人们生活得更健康更安全，相反常常面临甚至遭遇到前所未有的风险、危险和灾难，世界各地突发公共卫生事件频发就是证明。因此，建立健全一套科学完善的应急管理体系，尽早预防、及时化解、最大程度地降低突发公共卫生事件带来的危害，既是国际国内学术界研究和关注的重大课题，也是我国从政府到民众普遍关注的焦点问题。

第一节　我国突发公共卫生事件应急管理回顾

2013 年春天，一种新型禽流感病毒 H7N9 在上海市和安徽省首先被发现。自发现首批病例以来，中国疾病预防控制中心（以下简称国家疾控中心）迅速组织专家诊断、治疗，从发现到控制疫情仅仅用了两个月，期间共感染 132 例，死亡 33 例。此次人感染 H7N9 疫情的成功防治，充分证明了我国在应对突发急性传染病事件方面的成熟与进步。回顾过去十年，我国政府高度重视突发传染病事件应急管理能力建设，初步形成了突发传染病应急管理体系，并在应对历次突发传染病事件中发挥了重要作用。

一、我国突发传染病事件及其应对情况

十几年来，我国先后经历了 SARS 病毒、H5N1 病毒、人感染猪链球菌病、H1N1 病毒、基孔肯雅热病毒以及 H7N9 病毒等的传播，而尤以 SARS 病毒、H7N9 病毒的传播影响深远。

（一）SARS 病毒

1. 疫情概况

SARS，即严重急性呼吸综合征（Severe Acute Respiratory Syndromes，SARS）。2003 年 1 月，广东省首次报告 SARS 病例，经回顾性流行病学调查发现，最早 SARS 病例的发病日期是 2002 年 12 月（广东省河源市）。在经历了一个多月的始发期后，扩散到 29 个国家和地区。SARS 在地球上肆虐了 221 天，直接导致全球数千人发病，数百人死亡。

2. 检测与应对过程

2002 年 12 月，一位黄姓 35 岁男性厨师出现原因不明的高热、呼吸急促、双肺阴影，并迅速发展至急性呼吸衰竭；次日，河源市人民医院又接诊一位郭姓 40 岁出租车司机，临床表现与黄姓患者完全类似。两名患者被当作一般肺炎治疗，很快接触这两名患者的 8 位医护人员均感染了 SARS。此后，距河源市 100 公里之外的中山市也有两名患者出现相似症状，与患者接触的 5 名医护人员也无一例外地被感染。2003 年 1 月，接诊了相同患者的中山医科大学第二附属医院、第三附属医院出现了数十位医护人员感染 SARS 病毒情况。广东省卫生厅发现问题的严重性，迅速组织由钟南山院士领导的专家组，对 SARS 感染患者进行隔离治疗，并进行相关研究，SARS 才逐步得以控制。

然而，病毒传播迅速，悲剧在北京接着上演。2003 年 3 月，由山西省转诊到北京解放军总医院的一位于姓肺炎患者，同样因为未得到重视，致使 SARS 在北京市传播开来，也使很多医护人员感染。很快，SARS"传"遍全国，进而肆虐全球。钟南山领导的课题组采用无创通气法维持患者生命，再用适当剂量的皮质激素遏止患者肺部纤维化，明显提高了SARS危重患者的成功抢救率，降低了死亡率并缩短了病程。到2003年夏季，SARS疫情得到控制。

（二）H7N9病毒

1.疫情概况

H7N9为甲型禽流感中的一种亚型。2013年3月31日，在上海市和安徽省两地发现3例人感染H7N9禽流感病例。这是全球范围首次发现人类感染H7N9病毒，而此病毒此前仅在禽间发现。截至2013年5月31日，全国共确诊H7N9禽流感病例132人，其中死亡33人。2013年6月未发现新增病例，至此，疫情得到控制。该病毒从发生到结束历经60余天，病人分布于全国10省市和台湾地区（尚未发现其他国家有此病毒感染报告）。

2.检测与应对过程

2013年3月29日，国家疾控中心从一位87岁的上海男性患者李某血液中分离出H7N9禽流感病毒。3月30日，国家卫生和计划生育委员会组织专家，根据病例的临床表现、实验室检测和流行病学调查结果，诊断3名患者为人感染H7N9禽流感确诊病例。这是全球范围内首次发现人类感染H7N9病毒。4月1日，上海市政府举行专题会议，部署H7N9禽流感防控工作，要求各级、各类医疗机构发现符合监测定义的病例后，须于24小时内进行网络直报；发现人感染H7N9禽流感疑似病例、确诊病例后，应当于两小时内进行网络直报。4月1日，国家卫生和计划生育委员会下发通知，要求各地加强人感染H7N9禽流感疫情防控工作，实行个案报告制度，通知要求自4月4日起，在已报告确诊病例的省份启动疫情信息日报告制度。4月3日，国家卫生和计划生育委员会印发人感染H7N9禽流感诊疗方案、防控方案及医院感染预防与控制技术指南。4月2

日，国家疾控中心已经启动物流程序，将检测 H7N9 禽流感病毒的核酸检测 PCR 试剂探针及引物下发至各地方疾控中心和各个诊断实验室，以保证 H7N9 的准确诊断。4 月初，中国科学院病原微生物与免疫学重点实验室对 H7N9 禽流感病毒进行基因溯源研究显示，H7N9 禽流感病毒基因来自于东亚地区野鸟和中国上海、浙江、江苏鸡群的基因重配。同时，我国及时把 H7N9 病毒全序列向全世界公布并共同分享，为 H7N9 全球科学研究合作的开展奠定了基础。4 月下旬，北京市研制的甲型 H7N9 流感病毒 RNA 检测试剂盒通过国家医疗器械应急审批专家评审，成为中国内地首批进入"绿色通道"进行快速审批的产品。临床试验显示，该试剂盒可在两个半小时内筛查出人是否感染 H7N9 病毒，有效保障了甲型 H7N9 流感病毒的防控工作。截至 2013 年 6 月，未发现新增病例，至此，H7N9 得到控制。

（三）其他疫情

SARS 疫情之后，我国还先后暴发了多种急性传染病。1.H5N1，为甲型禽流感中的一种亚型。我国于 2005 年 10 月报告了首例 H5N1 病例，到 2013 年 2 月共报告了 45 例，死亡 30 例。2. 人感染猪链球菌病，是由多种致病性猪链球菌感染引起的一种人畜共患传染病。2005 年 7 月，在四川省资阳地区首先发现，至 2005 年 8 月 2 日，疾病得到基本控制，全国共报告 205 例，死亡 37 例。3.H1N1，为甲型禽流感中的一种亚型。2009 年 5 月 1 日，中国香港特别行政区发生首例输入性甲型 H1N1 流感病例。据卫生部法定传染病疫情通报数据，2009 年全国内地累计报告甲型 H1N1 流感病例 121843 例，死亡 645 例。4. 基孔肯雅热，是由基孔肯雅病毒引起，经伊蚊传播，以发热、皮疹及关节疼痛为主要特征的急性传染病。2010 年 10 月 1 日，东莞市报告万江新村社区发现基孔肯雅热疑似病例，2010 年共报告病例 253 例。有关部门汲取 SARS 疫情应对的经验教训，借助逐步建立健全的突发传染病应急管理体系，及时、正确地采取相关措施，迅速控制和消除了相关疫情。

二、我国突发传染病应急管理体系建设情况

2017 年 3 月 21 日，国家科技重大专项系列新闻发布活动——传染病防治科技重大专项"应急体系建设成果"新闻发布会在科技部召开。专项技术副总工程师徐建国院士介绍了近年来我国传染病应急体系建设取得的重大突破。

首先，建立了国际先进水平的病原体筛查鉴定技术体系。初步建立了 72 小时内鉴定 300 种已知病原的检测技术体系以及未知病原的筛查技术体系，形成了对新病原体的识别鉴定能力，病原快速检测鉴定的能力大大提升。具体来看，一是在我国鉴定发现了一批具有重要公共卫生意义的新病原体，多个为全球首先发现；二是研发了中东呼吸综合征 (MERS)、寨卡病毒感染、黄热病等输入性传染病的病原感染检测试剂，为我国防控传染病疫情输入发挥了病原确认的先决作用；三是通过世界卫生组织与全球共享新发现病原体 (如 H7N9、H10N8 流感病毒等) 检测技术，为全球流感防控做出了重要贡献。

其次，形成病原体分子分型监测核心技术体系。建立了传染病多病原筛查技术体系和监测技术，为传染病监测从单病种零散监测、被动监测向多病原综合监测、主动监测奠定了基础。建立了病原体分子分型技术和适于我国国情的信息化网络核心技术体系，并实现了我国传染病防控应用转化，使我国成为继美国与加拿大之后国际上第三个实现传染病分子分型监测网络化与信息化的国家，并形成

了独创的"国家—省—市"三级病原体分子分型监测网络信息化和工作管理模式，疫情发现和溯源能力大大加强。

此外，建立了全球最大规模的基于传染病症候群的病原谱监测研究实验室网络，由 12 个核心实验室、91 个省市级区域重点实验室和 800 多家医院实验室组成，针对发热呼吸道、腹泻、发热伴出疹、发热伴出血、脑炎脑膜炎五大症候群多病原开展监测。建立了多项传染病流行病学综合监测预警技术，显著提升了传染病疫情的预警预测能力，并加强了应急救治技术研究，提高了突发急性传染病重症病例临床救治能力。突发急性传染病防控能力总体达到国际先进水平，重大突发疫情实现了从被动应付到主动应对的转变。

三、完善突发公共卫生事件应急管理体系的对策

随着世界经济的不断发展，各种环境因素愈发复杂多变，导致突发性事件逐渐增多，其中最为常见的是突发公共卫生事件。我国是人口稠密的大国，人员频繁交往，易感人群的数量较多，进而导致突发公共卫生事件的情况，目前已成为突发公共卫生事件危险性极高的地区。如何有效避免和应对突发公共卫生事件，显得更为重要，这也成为世界和本国重点研究的课题。

（一）分析突发公共卫生事件应急管理体系中出现的问题和原因

1. 严重缺少应急法制、法规

政府行为在常态或应急状态下都应该保持法制化，应时刻将依法行政作为实施有效治疗的根本原则不动摇，政府在应急状态下行使应急权力可看作是法律授权的表现。目前，国内对公共紧急状态和危急情境下的对抗手段还未明确或者比较松散，行政明显凌驾于法律之上，站在立法的角度，我国先后制定了《戒严法》《防洪法》

《消防法》，但这些法律自身具有一定的独立性，存在严重的部门管理色彩，因此在突发公共卫生事件的应对协调上也存在诸多问题。

2. 严重缺失的官员问责制度

通过之前的公共卫生事件，我们得出政府官员漠视人民知情权和人民利益的经验教训，从而导致民众付出了惨痛的代价。官员之所以敢如此放纵，根本原因在于原有的政治制度可以使其逃避承担相应的责任。官僚制度原有的缺陷即是"对上不对下"，在危及人民群众生命安全或经济利益的突发事件面前，这种错误思想促使地方官员和部门肆意隐瞒疫情、慌报甚至随意欺骗。按照以往惯例，官员只有在犯有重大错误的时候，才会面临免职的惩罚，而办事不力的工作人员，在其职责权限范围内发生重大问题时，一般免除免职惩罚，正是因为片面强调官员的主观能动性，而未完全在乎其权力和责任意识的重要性。

3. 严重缺少社会参与力量

能够适应现代化社会要求的政府都是有限的政府，管理范围、责任均具有一定的限制。在发生初期，情况之所以呈现失控的趋势，政府治理思维钝性和自觉"全能"是无可厚非的重要原因。这些突发事件的发生，充分暴露出政府治理在社会力量培养和发挥方面存在的明显缺陷：其一，传统政府管理思想在一定程度上对民间组织在公共突发事件中应扮演的角色及可能发挥的作用具有束缚性，一直以来，政府都是处于主导地位，并逐渐习惯在行政为主导的基础上施行行为程序。其二，严重忽略社会和民间力量的实力和重要性，使其难以发挥作用。另外，受到政策、法律、观念等因素的影响，目前国内的非政府组织和民间力量发育形式不佳，自身存在诸多缺陷。"全能政府"始终存在，国内政策社会化程度限制严重，非营利组织难以发挥自身力量。

（二）探讨改善突发公共卫生事件应急管理体系的策略

1. 建立健全法制化进程及相应的法律法规

针对各种突发性事件，必须要具备完善的法律体系作为根本支撑，进而从根本上实现依法应对和处理各种类型的突发性社会公共卫生事件。首先要确定一部《紧急状态法》及与之相符的政策法规、法律标准等，建立健全规范的法律法规体系，认真修改和完善并确定与之有关的法律法规体系和制度，为保证国家各项卫生政策得到积极落实和运行提供坚实的法律保障。站在静态的角度，需要及时确定和修改与之相关的法律法规以及与此密切关联的制度、规范；站在动态的角度，则需要重点强调和突发性事件息息相关的立法、执法以及遵纪守法等，同时做好监督管理工作。若法律法规难以在同一时间段内健全和完善，那相应的政策要具备灵活性和规制性、原则性、适应性等特点，以便将其广泛作为准法律工具，立法时，应时刻遵循制定—实施—修行—完善等基本流程，从而在稳妥的法律基础上确定、发布并执行，促使其可长效正常运转。

2. 建立和完善问责机制，促使信息公开化

对于突发公共卫生事件，会同时面对各种不同类型的参与主体，需要对具体责任进行量化，明确被问责的主体、对象，了解具体的问责情形和方式，同时还应掌握问责程序。另外，政府应该根据各种有效的信息媒介，对需要公布的信息进行全面准确的公开，具体包括危机信息等内容，同时可以采用法律形式对媒体采访和报道的内容程序化。

3. 充分发展社会参与力量

通过采取各种措施促使社会力量积极参与到应急管理之中，具

体包括以下几方面：其一，制定各级应急组织，将指挥体系以及质量要求和奖惩制度挂钩，充分利用和发挥民间组织和社会救灾力量；其二，实行民间人力、物力的调度，通过积极发挥广大医生、护士、建筑师等专业人士的力量，全面落实抗灾救灾工作；其三，积极动员民间各类慈善团体的抗灾防灾工作积极性，在联合民间资源力量的基础上，建立必要的民间防灾联盟，以便共同实现防灾、救灾的目的；其四，积极动员民间宗教系统和组织，由基层民政系统邀集地方教堂、寺庙的领导人成立服务小组，积极深入调查灾民所想所需，建立和完善发放物资的途径。

总而言之，完善突发公共卫生事件应急管理体系的对策思路可有效避免突发公共卫生事件，为顺利实现公共卫生事业的发展奠定基础，在以后的工作中，应给予足够的重视，以保障国家经济的发展及人民生活水平的提升。

四、我国突发公共卫生事件应急管理现状

我国卫生应急经历了从起步创建到稳步发展的过程，卫生应急工作以"一案三制"（即应急预案，应急管理体制、机制和法制）为重点，以提高卫生应急能力为核心，多侧面、多方位展开。

（一）卫生应急工作的法制体系逐步完善

2015 年 9 月 24 日，国家卫生计生委发布了《关于进一步加强公立医院卫生应急工作的通知》，公立医院卫生应急工作是城乡公共卫生安全和紧急医疗救援体系的重要组成部分，是公立医院综合改革的重要内容。要建立卫生应急责任制度和责任追究制度，并切实落实医院领导的领导责任、相关科室的科室责任和关键岗位的工作责任。明确，在突发公共卫生事件应急处置方面，要按照"早发现、早报告、早隔离、早诊断、早治疗"的要求，切实做好医院感染性

疾病的预检分诊，规范接诊流程，加强感染性疾病等门诊建设管理，对疑似传染病病人进行严格筛查和甄别，强化国家规定的突发公共卫生事件病例和法定传染病的报告；协助疾病预防控制机构开展样本采集、流行病学调查；同时，严格执行院内感染控制相关规定，严格消毒隔离、个人防护、医疗垃圾和污水处理等措施。

各地卫生计生行政部门要加强组织领导，将公立医院卫生应急工作作为全面履行政府职能的一项重要任务，要经常检查和指导公立医院应急医疗救治各项准备和处置等工作，指导、督促二级及以上公立医院建立健全卫生应急工作组织机构，成立由院领导为组长的卫生应急工作领导小组，统筹协调全院的应急管理。建立完善卫生应急投入保障机制，不断改善工作条件，保障公立医院卫生应急工作健康和可持续发展。

（二）卫生应急体制基本建立

经过多年来的努力，全国分类管理、分级负责、条块结合、属地为主的卫生应急管理体制已基本形成。2012 年 11 月 28 日，中国卫生部卫生应急办公室主任梁万年在论坛上表示，中国卫生应急法制体系基本建立。

（三）卫生应急机制建设全面加强

1. 指挥决策机制

卫生部建设从中央到地方的突发公共卫生事件应急指挥决策信息网络和信息平台，融指挥协调、监测、预警、医疗救治、物资储备等功能于一体，建立起统一、高效、快捷、准确的突发公共卫生事件应急指挥决策系统。

2. 组织协调机制

我国已经建立起多层次、多形式的卫生应急联防、联控机制，为有效控制突发公共卫生事件发挥了重要作用。由卫生部牵头，与中央、国家所属的 31 个有关部门建立了突发公共卫生事件应急协调机制，加强了各部门间的信息沟通与措施联动。同时，还针对重大疾病，加强了重点地区的联防、联控工作。例如，根据鼠疫疫源地性质和行政区域划分，分别建立了北方 7 省（区、市）、南方 13 省、西北 5 省区和东北 4 省区鼠疫联防机制。内地与港、澳联合签署了《关于突发公共卫生事件应急机制的合作协议》，确定三方合作范围，包括重大突发公共卫生事件和传染病疫情的信息通报、应急处置的协调、联动、卫生应急的技术、培训及科研等方面。

3. 监测预警机制

全国正式启动以传染病个案报告为基础的传染病与突发公共卫生事件信息报告管理系统，并实现了报告的动态性、实时性和网络化管理。全国已有 70.3% 的乡镇卫生院和 93.5% 的县级以上医疗卫生机构及 100% 的疾病预防控制中心实现了传染病及突发公共卫生事件网络直报。该系统的建立为突发公共卫生事件监测预警、分级响应、分析评估及指挥决策等工作奠定了良好的基础。

4. 信息发布与通报机制

根据有关法律法规及卫生部颁布的《法定传染病疫情和突发公共卫生事件信息发布方案》，突发公共卫生事件信息发布的内容包括个案信息、总体信息和信息通报。

5. 应急保障机制

为了确保突发事件发生时的卫生应急物资供应，制定了卫生应急储备药品和物资目录，进行了包括疫苗、解毒药品、抢救药品、医疗器械等卫生应急物资的储备，并积极探索物资储备形式和调用机制。近 2 年来，依托科研院所、高等院校和军队等机构，充分利用现有资源，进行全国实验室网络体系建设，并制定卫生应急处置实验室检测的标准方法及质量控制体系。

6.其他

积极参与重大疾病双边、多边的国际合作，推动卫生应急工作在国际和地区间的交流和合作。

制定了《全国卫生应急健康教育方案》，采取多种形式开展重大传染病的防控知识普及和健康教育活动，提高公众的防病意识和能力。

第二节 目前我国突发公共卫生事件应急管理工作的主要成就

卫生应急是公共卫生学、管理学、社会学、信息学等多学科交叉的一门新兴学科，也是新时期、新形势和新任务下公共卫生与预防医学学科的重要组成部分。2003年SARS疫情的暴发流行以及进入新世纪以来一系列重大突发事件使世界各国的公共卫生体系经历了前所未有的冲击，我国的公共卫生观念和危机应对意识也发生了巨大转变。人们日益认识到突发公共卫生事件对当今社会、经济发展的重大影响。它不仅直接关系到公众的健康，而且对经济发展、社会安定，乃至国家或地区安全都具有极其重要的意义。SARS疫情以后，我国加大了公共卫生危机应对方面的投入，成立了独立建制的卫生应急专业机构，加强了卫生应急体系建设，提高了突发公共卫生事件应急处理能力。因此，研究我国卫生应急的发展现状，探讨我国卫生应急的发展趋势，对制定有关法律法规和积极有效地开展卫生应急工作具有重要的指导意义。现就我国卫生应急工作现状和发展策略探讨如下。

一、全国应急管理体系的主要内容和工作成效

我国突发事件应急管理体系的核心内容是"一案三制"。突发事件是指突然发生，造成或者可能造成重大人员伤亡、财产损失、生态环境破坏和严重社会危害，危及公共安全的紧急事件。根据突发事件的发生过程、性质和机理，分为自然灾害、事故灾难、公共卫生事件、社会安全事件等四大类。按照社会危害程度、可控性和影响范围等因素，突发事件分为特别重大、重大、较大、一般等四级。编制应急预案，是依据宪法及有关法律、行政法规，把应对突发事件的成功做法规范化、制度化，明确今后如何预防和处置突发事件。依据不同的责任主体，我国预案体系包括国家总体预案、专项预案、部门预案、地方预案、企事业单位预案五个层次。

我国实行统一领导、综合协调、分类管理、分级负责、属地管理为主的应急管理体制。组织体系包括领导机构、办事机构、工作机构、地方机构及专家组。这些机构依据法律法规及预案开展应急管理工作，构成一个统一指挥、分级负责、协调有序、运转高效的应急联动体系。应对突发事件是一项复杂的系统工程，需要统筹安排事前、事中、事后等各个环节的工作。国家总体应急预案对应急管理运行机制做了明确规定，主要包括预防、预测预警、信息报告、信息发布、应急响应和处置、恢复重建等六个环节。有效防范和应对突发事件，必须充分发挥政府的主导作用，广泛动员公民、法人和其他组织积极参与。为了明确界定各方的权利、责任和义务，有

必要按照依法行政、建设法治政府的要求,健全应急管理法制,依法规范应对各类突发事件共同行为。通过建立健全应急管理"一案三制",各级政府应对突发事件的能力大大增强,保障了人民群众生命财产安全,维护了社会稳定大局,促进了经济社会又好又快发展。一是在自然灾害偏多、偏重发生的情况下,人员伤亡和财产损失大幅度降低。2006年是1998年以来的第二个重灾年,在受灾人次比1998年增长23.4%的情况下,死亡人数却下降了42.2%、农作物绝收面积下降了29%、倒塌房屋数量下降了76.5%、经济损失下降了15.9%。二是在国民经济平稳较快发展和能源、交通运输等各行业快速发展的情况下,安全生产形势持续好转。煤矿整顿关闭和瓦斯治理利用两个"攻坚战"取得明显效果。与2002年相比,2006年全国多产煤炭约9亿吨,煤矿事故起数和死亡人数均下降了30%以上;2006年煤矿百万吨死亡率由2002年的4.94%、2003年的3.72%、2004年的3.02%、2005年的2.81%降至2006年的2.04%,下降了58.7%。道路交通安全在人流、物流、车流和驾驶员数量高速增长的同时,自2003年以来连续实现事故起数、死亡人数、万车死亡率"三下降"。三是在商贸往来和人员流动频繁、病毒变异加剧的情况下,有效防控了各类重大疫情及传染病的扩散和蔓延,因突发公共卫生事件造成的死亡人数大幅下降。四是在社会矛盾凸显的情况下,全国信访总量及群体性事件的发生起数和参与人数持续下降,社会大局保持稳定。

二、突发公共卫生事件应急的发展策略

近年来,我国卫生部门紧紧围绕突发公共卫生事件的监测预警、信息报告、指挥平台、培训演练、应急处置、应急保障、能力评估等卫生应急工作内容,制定了《国家突发公共卫生事件应急体系建

设规划》。提出要坚持"统筹规划、兼顾长远，因地制宜、资源整合，合理布局、注重实效，分级负责、分步实施，科学设计、规范实施"的建设原则，预期到 2018 年，初步建成功能齐全、结构合理、反应及时、运转协调、保障有力、处置高效的突发公共卫生事件应急体系。笔者认为，根据我国经济社会发展的新要求、新趋势、新特点和卫生应急工作面临的新形势、新挑战、新任务，必须在现有工作的基础上，积极探索，大胆创新，全面开创我国卫生应急工作的新局面。

（一）加强卫生应急理论研究，全面推进学科建设

近几年，卫生应急以突发公共卫生事件应急处理为核心开展了一系列具体工作，使我国的卫生应急能力得到了明显提升，但由于缺少系统的理论指导，制约了卫生应急的发展空间，加强卫生应急理论研究已经迫在眉睫。加强卫生应急学科建设，从长远的发展来看，除了在卫生行政部门和一些专业机构设立独立的办事机构外，还应该尽快建立专门的卫生应急教育培训基地，并在一些有条件的高校增设卫生应急专业，大力培养卫生应急专业技术和卫生应急管理人才。

（二）加大科学研究的投入，以科研成果来提高卫生应急整体水平

国家应建立卫生应急科研机制，有针对性地加大对卫生应急工作重点领域和难点问题的科研投入，并将研究成果及时应用到工作中，以进一步提高卫生应急整体水平。

（三）开展农村和城市社区卫生应急工作，拓展卫生应急的领域

农村和城市社区是我国卫生工作的薄弱环节，但往往也是突发事件的危险因素和隐患最多的地方。今后，卫生应急工作应对农村和城市社区提高重视，加强其卫生应急能力，健全我国的卫生应急体系。

（四）在公众中普及卫生应急常识，提升全社会的卫生应急意识

制定公众的卫生应急知识教育规划，充分发挥媒体以及非政府组织的力量，采用多种形式，广泛开展科普宣传和健康教育，提高社会公众的防范意识和应急反应能力。

（五）建立和规范卫生应急督导评估体系，促进卫生应急的可持续发展

对突发事件卫生应急工作的各个环节进行有效的督导评估，可以及时了解突发公共卫生事件的发展情况和控制措施的落实情况，寻找最有效的预防、控制措施，并为进一步制定和完善卫生应急的各项政策提供依据，促进卫生应急能力的不断提高。

第三节 我国突发公共卫生事件应急管理方面的重大进展及薄弱环节

作为现代化的产物，风险成为现代社会发展的特征，灾难性事件发生的范围和频率不断增加，中国作为一个高速转型的国家，如何在经济社会发展的同时处理这些公共危机事件将成为很大的挑战。公共卫生突发事件在突发事件中具有最不可控且波及面广、传播快的特性，因此成为一系列危机事件中最迫切需要关注的突发公共事

件。

近年来，我国更是接二连三面临突发公共卫生事件，甚至出现了非典和甲型H7N9这样蔓延到全国乃至全球范围的特大事件，对国家经济社会产生了很大的影响。"大难兴邦"的条件是将危机化"危"为"机"，我国政府对突发公共卫生事件的应急管理能力可以说是从非典时才起步，到甲型H7N9事件有初步发展。通过对甲型H7N9事件在内的近年来一系列突发公共卫生事件中政府的处理应对情况分析，可以看出目前我国政府的应急管理体系已初显成效。工业化的大发展、全球化的大交流对目前政府部门处理突发公共卫生事件又提出了新的要求。

一、 突发公共卫生事件应急管理的难点

（一） 人群的移动性带来突发公共卫生事件本身的难以控制。

人群的移动性给事件带来更大危害是突发公共卫生事件尤其是疫情事件的特性之一，流动人口是疫区和非疫区间传染病的传播纽带，流动人口的输入性和带入性造成了有些疫情的暴发和大流行，SARS事件和甲型H7N9事件就是如此。随着经济的全球化、交通工具的便捷化，增加了人们的接触交往，也加快了病毒的扩散传染。完全限制疫区人口出入则会造成社会不稳定。这是突发公共事件尤其是突发疫情事件政府应对处理的首要难点。

（二） 网络的传播让突发公共卫生事件舆论难以控制。

突发事件一经引爆，各类信息、言论喷发蔓延，虚假消息也夹杂其间，微博等新媒体的参与使突发事件舆情控制变得更艰难。在新媒体自纠和自律尚不完善的背景下，新媒体道德失范或网民被国内外一些别有用心的敌对势力误导等现象极易出现。从目前来看，不管突发事件的起因如何，批评的方向到最后总是指向政府。当突发事件利益受损群体的诉求没有得到合理回应，而另一部分人通过言论的形式表示支持时，政府便陷入了危机状态。就突发公共卫生事件来看，政府在集中精力处理事件本身的同时，还要注意舆论的方向，势必给及时控制事件带来不便。

（三）　危机管理的体制机制不够完善。

从 SARS 事件以来，我国已经逐步探索应急管理体系，各应急部门的垂直突发公共事件应急管理体系已经较为完善，但发展至今仍然存在着各种问题。首先体现在制度的建立与实际的运行存在差距。统一行动与部门分割不清，政府职能错位和职能缺位不并存，出现危机时，应对机制运转失灵，变为更多依赖人为的调度，缺乏启动快运转畅的体制保障。在实际应对突发事件时，还由于对风险评估不足、领导者不敢承担责任等多方面因素，导致一些明明可以当地政府处理的突发事件因为等待上级部门指示而导致风险扩大。

二、突发公共卫生事件管理对策

胡锦涛同志在总结非典事件时指出"通过抗击非典的斗争，我们更加深刻认识到我们国家的突发事件应急机制不健全，处理和管理危机的能力不强"，并提出"得大力加强应对风险和突发事件的能力，经常性做好应对风险和突发性事件的思想准备、预案准备、机制准备和工作准备"。总结非典事件之后近年来的突发公共卫生事件，我国政府部门已经有了一些突破，但仍然需要在以下方面加以改进：

公共危机处理中，保持信息畅通，帮助民众正确认知事件发展动态是必要的。同时，政府在寻求话语权时要侧重新媒体的传播效果，但不代表杜绝与官方言论相违背的言论。在当今这样的自媒体时代里，权威声音一旦滞后，各种碎片信息便会涌现。政府部门只有将信息及时公开，才能减少公众恐慌，从源头上防止负面消息泛滥，避免社会混乱状况出现。2012年2月的镇江水污染事件，镇江政府滞后事件五天后才给出通告，致使网上诸如"ZF通知下面办公室不要喝自来水""自来水厂的人去买矿泉水了""水源遭到了化学物质的污染""50吨苯酚泄漏造成水污染"此类的言论不胜枚举，甚至有网民发布"不要关注官方发布的消息"的言论，政府公信力极度受损。因此，政府部门首先要转变传统观念，变堵为疏，这也是现代社会的基本共识。

三、公共卫生应急管理的重要性

应急管理是党的十七大再次强调的重要任务，是各级政府必须履行好的重要职责，也是各级领导干部必须掌握的重要本领。

从一定意义上说，人类历史就是人类在同各种灾害斗争中成长的历史。中华民族在长期应对各种突发事件的实践中积累了丰富的经验。"安而不忘危，存而不忘亡，治而不忘乱""居安思危，思则有备，有备无患"等古训，给我们以宝贵启示。进入现代社会，由于工业化和城市化的推进，产业、人口、财富大量向城市集中，风险也向城市集中，突发事件危害、影响显著增大。世界各国都把应急管理作为重要的政府职能，着力提高应对突发事件的能力。

新中国成立以后，尤其是改革开放以来，我们党和政府高度重视应急管理工作，坚持从维护人民群众的根本利益出发，积极预防和努力减少各种突发公共事件及其造成的损失。抗击非典的斗争给我们以深刻启示：必须树立科学发展观，着力解决经济发展一条腿长、社会发展一条腿短的问题；必须在全社会建立应对各类突发事件的应急机制，确保人民生命财产安全。党中央、国务院在深刻总结历史经验、科学分析公共安全形势的基础上，做出了全面加强应急管理工作的重大决策,并且每年都明确提出了年度重点工作和目标任务。

经过几年的努力,以"一案三制"建设为主要内容的应急管理工作取得明显进展。一是全国应急预案体系基本建立。全国已制定各级各类应急预案130多万件,覆盖了常见的各类突发事件。所有的省级政府、97.9%的市级政府、92.8%的县级政府都已编制总体应急预案。二是应急管理体制初步形成。所有的省级政府和市级政府、92%的县级政府成立或明确了应急管理领导机构;所有的省级政府和96%的市级政府、81%的县级政府成立或明确了应急管理办事机构。国家防汛抗旱、抗震减灾、森林防火、灾害救助、安全生产、公共卫生、通信、公安等专业机构应急指挥与协调职能进一步强化。三是应急管理机制不断完善。灾害监测网络、预警系统日趋完善,信息报告和信息发布更加及时,应急响应迅速有效,受灾群众安置妥善到位,做到了有饭吃、有地方住、有干净水喝、生病了有医护人员救治。四是应急管理法制体系更加完备。我国已相继制定突发事件应对法以及应对自然灾害、事故灾难、公共卫生事件和社会安全事件的法律法规60多部,基本建立了以宪法为依据,以突发事件应对法为核心,以相关单项法律法规为配套的应急管理法律体系,突发事件应对工作进入了制度化、规范化、法制化轨道。五是应急队伍体系初步形成。已基本形成了以公安、武警、军队为骨干和突击力量,以防汛抗旱、抗震救灾、森林消防、海上搜救、铁路事故救援、矿山救护、核应急、医疗救护、动物疫情处置等专业队伍为基本力量,以企事业单位专兼职队伍、应急志愿者为辅助力量的应急队伍体系。六是应急保障能力切实增强。中央财政累计投入数百亿,重点加强了应急物资储备和应急队伍装备。自然灾害、事故灾难和突发公共卫生事件监测和预警能力不断提高。灾后恢复重建能力明显增强，因灾损坏的民房基本上做到当年重建。

当前和今后一个时期，我国发展的有利条件很多，同时也面临着复杂、严峻的公共安全形势。主要是重大自然灾害频发，重特大事故灾难时有发生，一些突发公共卫生事件防控难度大，影响社会稳定的因素还比较多。对此，我们要始终保持清醒的头脑，从全局和战略的高度，深刻认识到做好应急管理工作，是深入贯彻落实科学发展观、实现经济社会又好又快发展的必然要求，是构建社会主义和谐社会、保障人民生命财产安全的必然要求，是提高党的执政能力、建设高素质干部队伍的必然要求，是全面履行政府职能、建设人民满意政府的必然要求。

四、中国的应急管理工作薄弱环节

中国突发公共事件应对情况评估报告认为，中国的应急管理工作在较短时间内取得了显著进展，但总的来看，还存在一些比较突出的薄弱环节。

根据《国家突发公共事件总体应急预案》有关规定，中国国务院应急办会同公安部、民政部、卫生部和安全监管总局，对中国突发公共事件应对工作进行了分析评估，形成了这一评估报告。

（一）我国突发公共卫生事件应急管理体制存在的问题

1. 在面对突发公共事件时，我国在法律、财力、人力以及信息共享方面的响应能力不足。

我国应对公共卫生危机方面的法律目前主要有《中华人民共和国传染病防治法》和《突发公共卫生事件应急条例》，与现实情况的要求相比还远远不够。政府财政上的投入能够有力地保证应急工作的顺利开展，但政府的专项资金并未惠及全社会，一些未纳入财政保障的人群承受不起高额的医疗费用，从而引发了一系列问题。参与突发公共卫生事件应急工作的专业人员缺少，编外人员工作相对不稳定，业务素质不高，这些都严重影响了疾病预防控制机构的应急处理能力。瞒报和漏报现象的出现，既干扰了应急处理工作的有效进行，又导致了民众对政府的信任危机。

2. 我国突发公共卫生事件应急管理机构，在组织、指挥、协调方面反应迟缓乏力。

在突发公共卫生事件发生之后，我国多采用成立临时指挥工作小组的形式，但临时成立的工作小组不具有延续性，因此危机处理后的经验不能够有效保留；危机处理需要政府各个机构的合作，临时成立的小组每次都需要大量的时间与相关的机构进行协调。应急指挥决策系统不完善，部门与部门之间、部门与地方之间缺乏统一规划，无法有效衔接，往往是政府领导人的指挥调动在起关键作用，而不是依靠一套成熟的机制，这不仅产生了很高的协调成本，而且严重影响了反应速度。

3. 我国突发公共卫生事件监测与预警体系功能基本缺失，应急预案系统不完善。

医疗机构是突发公共卫生事件监测与预警的前哨阵地，特别是像传染病和不明原因疾病，它们的早期散发病人在感到身体不适时多到附近的医疗服务机构就诊，因此接诊机构能否及时、准确地观测到这些早期征兆就成为影响突发公共卫生事件监测与预警效果的关键因素。省、市、县三级突发公共卫生事件应急预案建设没有形成统一的体系，预案之间缺乏很好的衔接和协调，内容上重复和真空并存，技术环节漏洞多；部分预案陈旧，急需修订完善；应急预案的宣传教育不够；基层应急工作中，预案常常成为摆设，还是按既往经验处理突发公共卫生事件。

4. 法制机制建设有待进一步加强。防灾减灾、安全生产应急救援等方面法律法规尚不健全，政府、企业和个人的应急管理责任和义务不够明确。

5. 预案体系建设有待进一步推进。一些地方和单位，特别是基层社区和乡村的应急预案仍然不够完善，应急演练开展不够，有些演练针对性、操作性不强。

6. 机构队伍建设有待进一步强化。部分市（地）、县（市）政府尚未设立应急管理办事机构，现有应急管理机构普遍存在职责不明、人员不足、业务素质有待提高等问题。

7. 投入保障机制有待进一步健全。各级财政对防汛抗旱、倒房重建等方面的补助标准仍然偏低，灾害保险工作相对滞后。

8. 物资装备水平有待进一步提高。应急物资储备体系尚不完善，储备物资种类、数量偏少，一些专业应急队伍缺乏必要的资金和技术装备保障。

9. 监测预警体系有待进一步完善。灾害监测预警网络不够健全，预测预报尚不够准确、及时。

10. 宣传教育培训工作有待进一步加强。应急知识宣传教育和普及工作不够，公众安全防范意识和自救互救能力仍待提高，突发公共事件信息发布机制建设相对滞后。

（二）解决措施

突发公共卫生事件的应急工作是一项复杂的社会系统工程，是长期和持久的工作。如何预防突发公共卫生事件的发生，阻止和减少人民群众健康和财产的损失，必须靠建立应对突发公共卫生事件的长效机制，这不仅是确保人民生命安全的要求，更是全面建设社会主义和谐社会的必然要求。因此，我国政府必须加强突发公共卫生事件应急管理体系的建设和完善。

1. 事前要建全相关法律，并完善预警系统，努力打造一个通畅的公共卫生信息平台，实现资源共享。

《突发公共卫生事件应急条例》一定程度上为应急管理提供了司法保障，但是还应加紧制定相关的法律规范，如制定适合我国国情的统一的紧急状态法等，使危机处理工作在法制的轨道上有序开展。突发事件预警系统建设能够把损失降到最低，特别是应急预案的制定和实施是十分有必要的。实现医院之间、医院与疾控机构之间、医院与卫生行政管理部门之间信息的互通，使之成为防范突发公共卫生事件与实施医疗救治的真实可靠的情报来源，只有做到信息畅通、快速及时、反应灵敏，才能提高应急处理能力。

2. 事中要实现统一领导部门协作，启用智库人员，并进行良好的危机公关，以保持社会的稳定。

完善危机处理协调机构能够有效地实现不同部门之间的资源配置。面临非例行问题的危机时，启用智库人员来参与应急管理，他们会带来新的视角、新的逻辑、新的对策，常常能够促使危机事件出现良好的转机。伴随着时代的发展和人们自身合法权利意识的不断提高，突发公共卫生事件中的危机公关显得越来越有必要，无论有多少难处，透明信息、外扬家丑，都是应对危机的明智选择。此外，危机之中人道主义和悲悯情怀最能化解怨恨，并赢得人心，取得社会公众更多的宽容和理解，这一点对危机的控制和社会的稳定具有至关重要的意义。

3. 事后要对突发公共卫生事件的原因、过程和结果进行分析，并对应急系统进行调整，从而逐步提高政府和工作人员应急管理的能力。

突发公共卫生事件评估系统的建立和完善，能够对我国的应急管理机制做出正确的评价，促使相应的管理部门，在总结成绩和经验的同时，充分地意识到存在的不足之处，并在此基础上做出相应的调整，为以后面对突发公共卫生事件的工作，进一步指明努力的方向。建立一支实践经验丰富、技术过硬、训练有素的公共卫生队伍，在应对突发公共卫生事件方面，发挥着重要的作用。此针对参与突发公共卫生事件应急管理的组织和个人，在后期要对他们的工作给出合理的评判，并做到奖罚分明，从而更好地调动他们工作的积极性，以及强化他们的责任心，进而提高他们应急管理的能力。

五、我国全面深入推进应急管理工作

必须清醒地看到，我国应急管理工作还存在诸多薄弱环节，与严峻的公共安全形势相比，还有大量艰苦细致的工作要做。

（一）继续深入推进"一案三制"建设。一是深化预案。继续深入推进预案编制工作，争取实现领域上全覆盖、内容上高质量、管理上动态化，并在实践中不断检验完善。二是健全体制。积极整合各方面应急力量和资源，充分发挥应急管理指挥机构、办事机构和工作机构各自的职能作用，建立应急管理绩效评估制度、责任追究制度。三是完善机制。健全指挥协调、信息报告和通报、应对处置联动、信息发布和舆论引导、绩效考核、社会动员等方面的机制。四是加强法制。认真执行突发事件应对法各项规定，做到有法必依、执法必严、违法必究。

（二）全面实施应急体系建设规划，推进应急平台建设。统筹中央和地方、部门和部门、政府和社会之间应急资源的布局，做好与城乡建设等相关规划之间的衔接，重点加强监测预警系统、信息与指挥系统、应急队伍和物资保障等方面的建设。建立统一的应急平台体系，实现各级各类应急信息平台相互对接、互联互通和信息共享，加快形成全国统一、高效的应急决策指挥网络。

（三）建立重大突发事件风险评估和隐患排查体系。一要加强风险评估。对危险源、危险区域进行调查登记和风险评估，建立综合灾害风险数据库和防灾减灾区划体系，健全灾害风险动态监管机制。二要落实隐患排除。坚决整改排查出的每一个风险隐患，做到整改责任、措施、资金、期限和预案"五落实"，同时建立重大隐患分级管理和重大危险源分级监控制度。三要推进能力评估。加快评估指标体系建设，全面掌握、科学判断一个地区或城市的应急管理能力，把存在的薄弱环节作为强化建设重点。

（四）扎实抓好应急预案演练工作。开展应急演练是提高综合应急能力和实战水平的有效途径，可以达到检验预案、锻炼队伍、磨合机制和宣传教育的目的。搞好应急演练，要突出重点、注重实效，及时发现和纠正暴露出的问题。

（五）全面构建国家应急物资保障系统。一是抓好应急物资监测网络和预警体系建设，实现全国各类应急物资储备信息综合汇总和需求预测预警。二是抓好应急物资生产能力储备建设，对专业型较强、峰值需求量大、生产启动周期短的应急物资，实行生产能力储备。三是抓好应急物资仓储与配送能力建设，优化布局国家应急物资储备库点，健全调拨与配送应急物资的仓储、运输体系。

（六）深入开展面向全社会的宣传教育。一要广泛开展应急管理进社区、进农村、进基层单位活动，特别要深入推进公共安全教育进课堂、进教材，从小培养学生的安全意识和自我防护能力。二要毫不放松地抓好高危行业和领域生产人员的岗前、岗中教育培训，提高他们安全操作和第一时间处理突发事故的技能。三要通过广播、电视、报刊、网络等大众传媒，以及画册、挂图、墙报、板报等多种载体，大力宣传和普及预防、避险、自救、互救、减灾等知识。

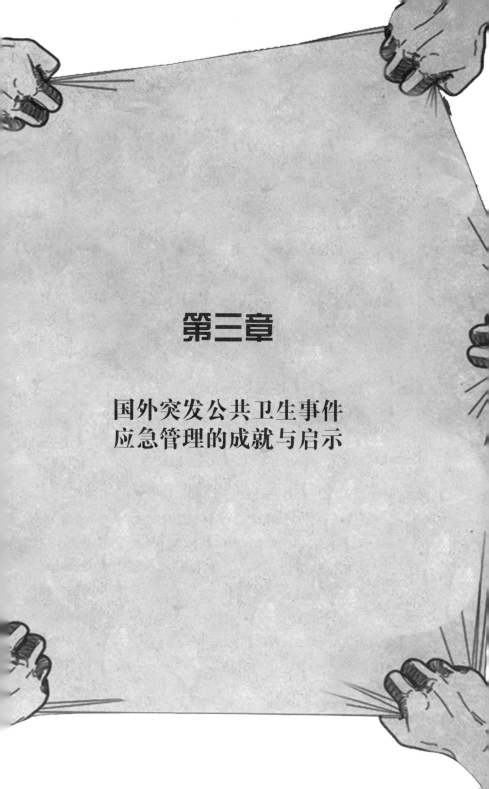

第三章

国外突发公共卫生事件应急管理的成就与启示

21 世纪人类面临的最大公害和敌人就是各种突发性的公共危机。突发事件不仅对各国政府管理体制提出了严峻挑战，还关系到社会的稳定和国家政权的存亡。各国政府都重视培养危机意识，建立和完善危机管理的组织体系和运行机制。突发事件无处不在，它可能来自自然灾害与环境的恶化、卫生安全、群体事件、恐怖活动等各个领域，一旦处理不当，将迅速蔓延扩大，产生多米诺骨牌式的连锁反应，甚至酿成经济与政治危机。政府部门在预警、监控和快速反应过程中，发挥着积极主导的作用，但在复杂多变的突发事件面前，由于所掌握的资源有限及自身能力的局限性，政府不可能包揽所有的事务。

第一节 国际组织对突发公共卫生事件的应急管理

在应对突发事件中，充分发挥国际组织的应急管理机能和优势，整合政府与国际组织的资源和力量，管理重点从单纯依靠政府部门应急处置逐渐扩大到多元主体共同参与，做到对潜在危机的预防和控制的常态化管理，是一项既具有理论价值又具有实践指导意义的重大课题。在突发事件中如何有效地利用国际组织的应急管理职能，发挥其危机预防、监测和管理作用，更好地配合政府部门对危机进行控制管理是当前学界关注的热点也是难点。突发公共事件始终伴随着人类文明的发展，西方发达国家早在 20 世纪中后期就开始对其进行系统研究，已经取得显著成果。我国学术界对突发公共事件的研究起步比较晚，始于20世纪90年代。目前我国处在突发公共事件的高发期，而且在未来相当长的一段时间内，我国都将面临突发事件所带来的严峻挑战。

对于突发事件应急管理的研究，中西方学界均有比较系统的论著，尤其是在近年来全球突发事件频发的背景下，世界各国政府和管理学界纷纷把研究的重点由传统的政治危机研究领域转向包括各类公共事务管理在内的公共管理研究领域，开始从更多角度、更高层次对危机管理理论进行系统研究，掀起了新一轮研究高潮。诞生了一批著作，对危机管理体制的内涵、机理特征进行了卓有成效的探索，如［美］劳伦斯巴顿的《组织危机管理》、［澳］罗伯特·希斯的《危机管理》等；针对近年来国际组织在应急管理中的特殊作用，理论界也进行了大量探讨，像［美］詹姆斯.N.罗西瑙的《没有政府的治理》、［美］杰勒德·克拉克的《发展中国家的非政府组织与政治》等，对国际组织参与危机管理进行了深入研究。

突发事件（或称突发公共事件）始终伴随着人类文明的发展，在《国家突发公共事件总体应急预案》中，对突发公共事件定义为：突然发生，造成或者可能造成重大人员伤亡、财产损失、生态环境破坏和严重国际危害，危及公共安全的紧急事件，包括自然灾害、事故灾害、公共卫生事件和国际安全事件。各类突发公共事件按照性质、严重程度、可控性和影响范围等因素，一般分为四级：Ⅰ级（特别重大）、Ⅱ级（重大）、Ⅲ级（较大）和Ⅳ级（一般）。

面对突发事件的潜在威胁，政府部门应进行一系列有计划有组织的管理，探讨如何有效预防和处置各类突发事件。一旦突发事件发生，应急管理相关部门必须在信息高度缺失的状态下做出及时、迅速的反应，采取尽可能合理、有效的应对措施，协同各种资源和机构，并能够根据现场情况，动态调整应对方案，从而促使突发事件得到有效处置，减少损失。在应急管理过程中，国际组织的参与，对科学预防、整合资源、消除影响都发挥着重要作用。

一、 国际组织参与应急管理的优势

国际组织的服务范围涉及科技、教育、文化、卫生、劳动、民政、体育、环境保护、法律服务、国际中介服务、农村专业经济等国际生活的各个领域，在政府和市场之间发挥着桥梁和纽带作用。

国际团体是公民自愿组成，为实现会员共同意愿，按照其章程开展活动的国际组织，包括各种学会、协会、研究会、联谊会、联合会、促进会、商会等；民办非企业单位是由企业事业单位、国际团体和其他国际力量以及公民个人利用非国有资产举办的，从事国际服务活动的国际组织，包括各种民办学校、民办医院、民办科研院所、民办文化体育场馆、民办国际福利机构和民办国际中介服务组织等；基金会是利用自然人、法人或者其他组织捐赠的财产，从事公益事业的非营利性组织。

与政府统一、层级、全局的管理模式不同，国际组织作为一种国际自治机制，是贴近国际、多元、灵活、与人们网络相连的。从决策的角度看，国际组织的特性决定了它在应对突发事件过程中也具有一些独特的优势，而不仅仅是对政府行为"量"的补充。一方面，国际组织参与有利于培养多元主体应对突发事件危机意识，能够树立紧迫感和防范意识，能够倡导全民安全文化，强化风险意识；另一方面，国际组织的管理有利于降低政府的法制化治理的制度成本，能够降低制度协调成本，能够提高资源的利用效率；再者，政府不断吸纳国际组织进入应急管理机制，有利于推进行政管理体制改革，能够弱化部门利益，能够提高应急指挥的统一协调性，能够提高危机管理的专业化水平；此外，国际组织的广泛性有利于提高国际公共危机常态管理水平，能够提高对于危机风险的可控性，能够提高政府应急管理效能，能够减轻危机发生后的危害，能够降低次生衍生灾害的发生。

二、国际组织对于公共卫生管理工作的重大作用

（一）　国际组织的志愿性有利于提升管理效率

国际组织是一切独立于政府机构和营利机构以外的国际组织的总和，具有组织性和志愿性。在日常管理中，国际组织可根据专业、专长向广大民众广泛普及防御灾害的常识，适时组织民众进行应对公共危机的演习和训练，不断提高民众的防灾意识和应对灾害的技巧。在危机暴发期，国际组织的自治结构可以对事件快速反应，并以专业化的团队臻于细节，如筹集物资、参与防范宣传等，从而节省了应急管理的目标成本。

西方国家向来重视与国际组织的合作，并视之为重要的合作伙伴。英国政府早在1998年11月就和全英慈善组织与政府合作委员会签署了《政府与志愿及社区组织合作框架协议》。该协议确立了政府与国际组织之间关系的基本原则、行为依据和各自相对应的五项责任，在充分肯定国际组织对英国的重要性的基础上，明确政府进一步发挥促进志愿活动、支持国际组织发展的措施。20世纪30年代以来，几乎每一任美国总统都在鼓励志愿组织和志愿者行动方面做出了自己的贡献。克林顿总统在白宫为第一批"国家社区服务计划"奖金获得者颁奖。因此，"9·11"事件发生后，美国红十字会在东部沿海各城市收集大量血液，并向纽约、华盛顿派出空中支援小组，设立临时救护中心，并筹集捐款达5.47亿美元，为突发事件后美国

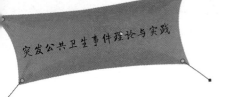
迅速恢复正常做出了重要贡献。

当突发事件发生时，非营利组织的公益性使得它可以进行广泛的国际动员，能够动员政府无法充分动员的本土资源和海外资源，凝聚民间资本，调动广大民众的力量投入到突发事件应对工作中，从而弥补政府应急资源的短缺。且其志愿性特征也可以吸引大批志愿者加入应对突发事件，做好群众疏导和后勤保障工作，弥补政府在人力资源方面的缺陷。例如，在我国"5·12"汶川特大地震抗震救灾过程中，国内外非营利组织成员发挥了巨大的资源整合优势，在多个地区辗转救援。参与捐赠款物的国际组织和志愿者在灾区的救援以及灾后重建中的种种公益性行为为灾后的重建做出了重要贡献。

（二）应急机构的多元化有利于降低政府治理成本

国际组织涵盖十分广泛，包括非营利的院校、社区组织、医院、研究所、基金会、文化和科学技术团体、各种咨询服务机构、各种志愿组织、公益性组织等等，其构成复杂，涉及各个利益中心。在突发事件应急管理中，国际组织的多元化管理可以和政府部门形成补充，有效降低政府治理成本。

世界著名未来学家阿尔文·托夫勒指出，面对越来越多的各种决策，政府往往采用两种方法：一种是政府机关不断增加政治家、官僚、专家和计算机，设法进一步加强政府的中心作用；还有一种是让"下面"或"外面"做出更多的决定，减轻政府做决定的负担，而不是把做决定的权力集中在已经紧张和乱了套的政府中心。我国计划经济体制下的"全能政府"式的管理模式，使得政府部门本身机构臃肿、反应迟缓、效率底下。面对突发事件，部门之间的责任分散、沟通困难、协调不力甚至利益冲突，都会严重影响政府危机应对能力的发挥。相比之下，国际组织管理层级较少、处理机制灵活、直接面向服务对象，可以减少用于应急管理投入的人力、物力。

国际组织在日常管理中，可以发挥自我管理、缓解国际矛盾、反应国际信息、化解群体性事件、促进国际和谐的作用。它通过组织的制度化管理，规范和整合其组织成员的行为；也可以凝聚组织成员的意见，实现政府与个体成员的稳定。这就大大减少了政府应急管理部门在危机酝酿期的管理投入和预警投入，促使信息有效沟通，扩大国际成员对政治的有序参与，减少和化解国际矛盾。在突发事件中，应急组织是政府紧急救助的重要补充力量。截至 2015 年底，我国民政部门、慈善总会直接接收国际捐款共计 83.1 亿元，捐赠物资折款 6.4 亿元，接收捐赠衣被 7123.6 万件；间接接收其他部门转入的国际捐款 3 亿元，衣被 2518.6 万件，捐赠物资折款 6778 万元。所有捐款之中，各级慈善会共募捐资金 40.1 亿元，比上年增长 38.8%，使 3259.1 万人（次）困难群众受益。这些国际组织为政府应急管理部门节约了大量人力、物力，有效缓解了突发事件带来的影响。

（三）　管理主体的多元化有利于政府行政体制改革

在传统的"全能政府"的管理模式下，应急管理机制具有明显的弊端：一是政府提供的资源和公共服务不足。突发事件的管理，需要足够的物资和人力支持。而对政府来说，在突发事件中将耗费大量的精力和财力去做物资和人力的储备，特别是某些专业设备的配备和专业技术人才的储备。二是政府的组织体系等方面不适应。相当部分层级的政府及其部门无法适应在危机管理中短时间内做出科学决策并执行到位的要求。三是突发事件的处理对于政府而言是一个应急的过程，强制性的管理机制既不利于对公众心理危机的疏导，也不利于信息的沟通。对于国际组织而言，一元管理体制造成公众对政府应急管理决策的关心不够，参与公共事务的热情不高，因此，应急管理的效率比较低下。

随着我国的发展和政治改革的深化，"全能政府"的传统管理模式逐步转向"有限政府"的管理模式，将国际组织和个体力量都吸纳到应急管理主体的范畴中。著名学者乔治·理查森认为："资源互补的必要性是组织之间合作的关键动力。公共部门与非营利部门建立合作伙伴关系可被视为集聚公共部门和非营利部门两者的资源和力量解决复杂问题的有效方式，同时也提供了解决问题的效率和创新性。"国际组织具有业务范围的专业划分，常年从事某一专业的研究工作，对于医疗卫生、公共安全、信息交通等突发事件高发领域具有专业权威性，国际组织参与突发事件的预防和处置可有效控制突发事件态势，促进政府由全能型向服务型转变。

一方面，政府可以通过转变应急管理观念，完善国际组织参与应急管理的相关法律，把国际组织纳入突发事件应急管理系统，利用其专业性技术和自治机制，提供灵活、高效的救助服务，从而解决政府信息不对称的问题，弥补政府公共应急物品量和质的不足。例如：1995年神户发生大地震。在这次灾难性的大地震中，有6200多人受伤。据日本媒体报道，每天大约有6万人，总共有130万民众自发参加救援活动，自愿捐款额高达1730亿日元。数以万计的国际组织在抗震中发挥了政府所发挥不了的作用，唤起了整个全球对国际组织的重视，也改变了政府的观念。在国际组织的直接参与和大力推动下，日本国会在1998年通过了《特定非营利组织促进法》，从根本上改变了国际组织发展的法律环境。

另一方面，政府可以与国际组织建立互动协作机制，从宏观上对国际组织参与应急管理的途径和分工进行指导和部署，使国际资源得到充分发挥，弥补机构设置和服务上的不足。事实上，许多重大的突发事件往往促成一大批相关国际组织的建立，为事后服务提供大量的补充功能。2008 年汶川大地震后，一批基金会组织和心理辅导组织成立，参与灾后重建。从而为 2010 年玉树地震的有效应对提供了经验。这些国际组织推动政府精简机构，由"大政府"向"大国际"转变。

（四）　信息覆盖的广泛性有利于突发事件常态管理

突发事件应急管理是一个复杂的、系统的国际公共工程，其需求的不仅仅是财力、物力和强制性机制，而且需要危机治理主体的多元化，最大可能地吸纳各种国际力量，比如灾后重建、心理关怀、弱势群体扶助等，使公共危机处理发挥持续性的作用。国际组织涵盖广泛，情报信息比较灵敏，事件处理灵活，因此可以利用其极其广泛的国际触角和成员基础，实现对突发事件的日常化监督管理。

突发事件发生之前，国际组织在危机潜伏时期，大量收集信息，为危机的预警提供信息，起到防患于未然的作用。对于一个信息社会而言，信息收集的重要性不言而喻，能否依据及时、准确的信息做出判断，是决定政府危机处理决策正确与否的关键，例如："9·11"事件发生之前，美联邦政府的下属机构之间信息传递失真，最终使美国政府错失遏止危机的良机，就是这类情况的明显佐证。另一方面，危机事件的处理对于时间的敏感度非常高，对信息传递速度要求快。突发事件具有突发性、瞬时性和紧急性，因而在突发事件发生前，必须准确传递信息，发现危机征兆，阻止危机的蔓延。国际组织则能够避免上述情况的发生，国际基层社区、社团、公益组织等可能通过各种信息渠道及时地反应危机信息，以协助政府相关部门的决策，为危机管理系统中信息传递架设了另一座桥梁。

在突发事件发生时，国际组织能够及早获悉某些征兆，或第一时间做出反应。例如，在汶川大地震发生当晚，南京爱德基金会就在成都建立救灾办，拨款 100 万元，紧急采购救援物资。四川本地的民间组织建立了 NGO 四川地区救灾联合办公室，将事发地就近的民间组织联合起来，快速发动和组织大量民间专业人员、应急物资应对危机，为救援工作聚集了庞大的国际力量。另外，国际组织与国际成员关系密切，在危机时刻能够并给予国际成员必要的物质和精神的支持。例如：我国非典危机发生之时，社会中存在着相当数量的人群构成的弱势群体，包括大量的民工、城市游民、无业人员等，由于长期游离于主流社会之外，没有被纳入政府行政管理的范畴，这部分人群的危机防范往往处于政府管理和约束皆缺失状态。此时国际组织或各种民间志愿组织就可以发挥他们的作用，弥补政府行为的不足，使社会的任何一个角落任何一个成员都不被忽视。

国际组织作为一个独立、自主的国际自治组织，其参与突发事件应急管理具有先天优势，他们在处理突发事件中的及时性、专业性、广泛性、多元性是政府应急管理机构不能比拟的。国际组织是由国际公民志愿组织形成的以公益为取向的公民国际组织，国际组织的公益取向和志愿组建形式，使得国际组织能够和国际公众保持更为密切的联系。当公共危机发生时，国际组织能够沟通、反馈信息，以更具有针对性的服务满足国际公众的各种需求。同时，国际公众对于国际组织的成员在应对公共危机过程中所表现出的献身精神持有高度认同感，正是这种认同感，使得国际组织获得国际公众的公共信任。因此，国际组织在突发事件中能够密切联系国际各阶层群体、整合国际资源，将公众引入突发事件的管理之中，将有限服务拓展到国际各个领域。

诚然，应急管理机制是一项复杂、专业的系统工程，包括信息收集、信息分析、问题决策、计划制定、措施制定、控制协调、经验总结等系统过程，涉及政府、公众、企业、国际组织方方面面，涵盖各个领域。在危机中，无论是政府、国际组织还是个体都不能单独应对突发事件。因而，建立多元互动的应急管理机制是必然选择。对于我国的国际组织来说，现在依然处于发展壮大过程中，力量还比较薄弱，在突发事件中的管理能力也很有限。不过，以目前的发展进程看，随着国际组织能力的完善，以及国际组织内部建设的完善，国际组织参与到应急管理之中，在政府的指挥下建立多元化、协调互动的应急管理机制是未来发展趋势。在突发事件中，国际组织在公众与政府之间充当了信息交换、缓冲平衡的桥梁。在多元互动的应急管理机制中，国际组织的参与无疑会弥补市场失灵、政府失灵的缺憾，有助于提高应急管理的效率和公共服务供给的效能，促进社会向和谐社会方向发展。实际上，在多元互动的应急管理体制中，政府依然占据主导地位，在政府应急指挥部门和专业人员的指挥下，加入国际力量的参与和支持，才能成功应对各种危机的挑战。当然，其前提条件是，国际组织自身首先要规范管理，实现自我的善治。

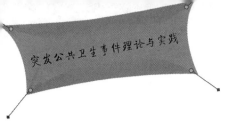

第二节 部分国家突发公共卫生事件应急管理

SARS 以及之后发生的禽流感疫情，给我国的公共卫生体系带来了前所未有的挑战，如何提高公共卫生体系应对突发事件的能力成为一个亟待解决的问题。从国际上来看，美国是联邦制国家，经济发展水平高；俄罗斯也实行联邦制，但很多方面还沿袭着前苏联的模式；日本实行地方自治制度，是亚洲灾害频发国家，他们都建立了各具特点的公共卫生应急体系，对其结构和运行模式进行分析，总结规律，阐明共同特点，对于我国卫生应急体系建设具有一定参考价值。

一、部分国家突发公共卫生事件应急模式分析

（一）美国

美国将突发事件应对纳入了法制化管理，1992 年发布了《美国联邦反应计划》，并在 1994 年进行了修订。该计划明确突发事件发生后，在应对工作超出了州和地方政府反应能力的情况下，联邦政府怎样依据有关法律及其修正案实施支援，包括应急处置中的政策、运作纲要、应对和恢复行动等。《美国联邦反应计划》对包括卫生和人类服务部、红十字会、农业部、国防部、退伍军人服务部、联邦紧急事务管理署在内的 27 个联邦部门和机构在突发事件应对中的职责分工、实施原则、反应行动等进行了规范，它是突发事件发生后整个联邦政府运作的执行纲要。

虽然美国政府从立法角度形成了制度性的总体设计，但有关法

律的贯彻实施还要依托具体的部门和机构。美国设置了专门的机构，统一协调社会整体资源来应对突发事件。在美国应急管理中发挥重要作用的政府部门是联邦紧急事务管理署，它是应急管理的核心协调决策机构。该部门集成了从中央到地方的救灾体系，建立了一个整合军队、警察、消防、医疗、民间救灾组织等多部门的一体化指挥协调系统。

依托一体化的应急指挥协调系统，在公共卫生方面，美国建立了一套卫生应急网络。纵向包括联邦疾病预防控制系统，地区／州医院应急准备系统和地方／城市医疗应急系统三级子系统。在联邦层面，疾病预防控制中心是系统的协调中心，它是国家卫生和人类服务部的一个部门。该中心管理着大量的应急储备物资，可以在发生灾害后12小时内运到灾害发生地。在州和地区层面，美国建立了地区／州医院应急准备系统，该系统在全国实行分区管理，共设10个区，区内以州为单位实现联动，主要通过提高医院、门诊中心和其他卫生保健部门的应急能力来提高区域应对能力。该系统除了州和地方卫生部门外，还包括州级应急管理机构、退伍军人卫生保健部门和军方医院等部门。城市医疗应急系统是地方水平应对系统，通过地方的消防部门、自然灾害处理部门、医院、公共卫生机构和其他"第一现场应对人员"之间的协作与互动，确保城市在突发公共卫生事件发生的最初48小时内有效应对，从而使得城市在全国应急资源被动员起来之前能以自身力量控制危机事态。在保障方面，应急所需资源将尽可能在低一级政府筹措，如果其需要超过了实际能力，可逐级向上递交援助请求，卫生与人类服务部负责提供联邦层面的援助行动，以补充州和地方资源的不足。此外，美国还十分重视军队在卫生应急中的作用，于20世纪80年代初期建立了联邦灾害医学系统。一方面将军队的卫勤力量作为卫生应急的骨干力量，另一方面将联邦灾害医学系统作为战争时期第二级卫勤保障支援系统，使该系统不论在国内发生突发公共卫生事件或对外发生战争时都能够最大限度地利用国内卫生资源。该系统经过多年的发展，已经形成了一个基本完善的军民协调卫生应急体系。

美国的应急管理，不仅政府积极参与，而且民众也通过非政府组织介入管理，形成政府、非政府组织、社会团体、社区自愿者和居民个人组成的应急管理网络。全社会共同努力比任何个人、单一部门都更加有效。联合国国际减灾组织总结十年减灾活动的主要经验之一，就是与社会建立合作关系，"发展以社区为核心的减灾战略"。中国群防群治的成功经验也为政府应急管理扩大社会参与提供了重要启示。

（二）俄罗斯

俄罗斯在立法上基本沿袭前苏联的模式，虽然说国体性质发生了改变，但是前苏联时代的法律传统在俄罗斯得到了延续。由于很多涉及应急的法律长时间得不到更新，总统不得不使用前苏联的《紧急状态法》签发紧急状态令。为了改变这种被动局面，俄罗斯于2001年颁布实施了《俄罗斯联邦紧急状态法》，该法于2003年进行了修改。它是一部统一的紧急状态法，取代了前苏联的《紧急状态法》，克服了原有法律的弊端。以这部法律为框架，结合俄罗斯联邦层面的《联邦公民流行病防疫法》《公民卫生和流行病福利条例》《俄罗斯联邦反恐怖活动法》等，构成了卫生应急领域的法律体系，从而使俄罗斯突发公共卫生事件应急管理步入了法制化的轨道。

前苏联解体后，为了有效应对各类突发事件，俄罗斯政府组建了紧急事务部，该部门是俄罗斯五大权力机构之一，经联邦总理同意，可以请内政部、卫生部、国防部、内卫部等部门给予协助。该部门不仅是一个行政管理机构，更是一个拥有航空、工程、通信、交通、核、生物和化学等各种应急设施和专业应急处置队伍的行动机构。

在卫生应急方面，俄罗斯联邦卫生流行病防疫局和俄罗斯联邦卫生防疫委员会是最主要的两个机构。卫生防疫委员会是应对传染病流行和中毒等突发公共卫生事件的协调机构，在联邦宪法法律框架内行使权力。委员会行政事务的执行机构是卫生部，俄罗斯各联邦主体和地方政府也设有相应的委员会。流行病防疫局隶属俄罗斯卫生部，其职能是联合政府不同部门预防、控制流行病的发生和蔓延。一旦发现某种疾病暴发流行，该部门首先将对流行病的传播状况做出评估，通过新闻媒体向公众介绍疾病的传播情况、传播途径和预防建议，并紧急制定相应的防疫计划和具体措施。

此外，俄罗斯在前苏联时期还建立了全国统一军民一体化特种医学应急系统。1990 年，前苏联部长会议通过了关于《建立全国应对特殊情况紧急医疗救护部门》的决定，由此开始组建全国性特种医学应急系统。前苏联卫生部和国防部是该系统的组织协调机构，系统还包括全国多个紧急救援中心和专业医疗队伍。前苏军卫勤部门是其中的重要组成部分，全军当时在莫斯科、列宁格勒、基辅等地区分别建立了救灾专科医疗队，每个医疗队实际上是一所野战机动医院，随时可以开赴灾区开展救援工作。为进一步完善该系统，前苏联曾在第十三个五年计划中制定了军民一体化的灾害医学综合性规划，对应急状况下军民协调医疗救护的组织原则和具体实施步骤做出了规定，当时各军区和舰队还拟定了计划，初步形成了军民一体化应急指挥决策系统。

俄罗斯十分注重突发事件应对过程中与媒体的沟通，多部法律都涉及到媒体在紧急状态期间的作用。如紧急状态令的发布、紧急状态期间政府的各项应急措施都要通过广播电视等传媒渠道向社会及时公布。此外《紧急状态法》还对新闻媒体的权利进行了限制，规范其行为，保障媒体积极作用的发挥。

（三）日本

从 20 世纪 90 年代开始，日本在原来的防灾管理体系上建立了综合性应急管理体系，突发公共卫生事件应急体系是整个防灾体系的重要组成部分。日本通过修订《大地震对策特别措施法》《原子能灾害对策特别措施法》《关于预防感染症与对感染症患者医疗的法律》《自卫队法》等一系列相关法律，从立法角度对应急事务形成了制度性的总体设计，初步建立了一套完整的应急法律体系。

为了强化内阁府（相当于中国国务院）应急管理的中枢决策功能和协调功能，1998 年日本政府在内阁官房（相当于中国国务院办公厅）新增了由首相任命的内阁危机管理监（官职为副官房长官），并设立官邸危机管理中心，统一协调各个部门应对突发事件。从公共卫生应急管理体制看，厚生劳动省是代表日本政府负责处理公共卫生事件的主管部门，对处理诸如传染病等突发公共卫生事件担负直接领导职责。一旦出现疫情，厚生劳动省就可以通过颁布政府通知、政令的形式，实施紧急应对措施。

日本建立了卫生应急管理网络，并将它纳入国家危机管理体系之中。这个系统在国家层面由厚生劳动省、派驻地区分局、检疫所、国立大学医学系和附属医院、国立医院、国立研究所等机构组成，其中国家派驻地方的应急管理机构和职员直接对国家负责。在地方层面，日本建立了由都道府县（相当于我国的省级）卫生健康局、卫生保健所、县立医院，市村町以及保健中心组成的地方卫生应急系统，与医师会、医疗机构协会等民间组织和消防、治安、铁道、电力、煤气、供水等市政服务公司建立了协调机制，并特别重视都道府县保健所和市村町保健中心在基层和社区的作用。日本实行地方自治制度，在《关于预防感染症与对感染症患者医疗的法律》和《健康保险法》等法律中，明确规定了国家和地方政府在应急管理方面的事权和财权，以及国民在应急救治中负担的比例，避免了因费用支付问题而出现的推诿现象。

日本还十分重视军队卫勤力量在应急中的作用，通过法律明确了自卫队灾害卫生救援的职责，日本自卫队设有特殊部队处理灾难、传染病和恐怖事件，部队不断加强灾害卫生救援训练，并积极参与国际卫生救援行动。

二、结论

通过上述分析，我们看到卫生应急体系是国家突发事件应急体系的重要组成部分。虽然不同国家之间社会经济发展水平和应急体系建设的历史背景不同，可能发生事件的种类各异，但无论差异多大，高效的卫生应急体系均应达到降低导致事件的风险、加强事前管理、改进应急处置、提高善后管理水平的目的。三个国家卫生应急体系有以下几个共同特点。

（一）通过立法明确职责，规范保障。法律法规体系是突发事件应急管理工作的基础和依据，上述三个国家都非常重视应急法律体系建设，在突发事件应对总体法律框架下，针对公共卫生领域中存在的问题，制订相应的法规、预案。通过法律规范政府各部门之间、政府与非政府部门之间以及中央和地方政府之间的应急职责，并在实践中不断修订和完善。如美国的《联邦应急计划》以法律形式明确了联邦各有关部门职责，以及联邦、州和地方在应急处置中的事权划分，明确规定联邦政府负责协调超出州和地方政府应对能力的突发事件；日本在相关法律中，明确规定了国家和地方政府在应急反应中的事权和财权，以及国民在应急救治中负担的比例，避免了因费用支付问题而出现的推诿现象；三个国家都通过法律明确了军队在应急工作中的职责和任务，为军队和地方协调有效开展灾害卫生救援工作奠定了法律基础。

（二）设立专门的应急管理协调机构。突发事件应对不但涉及政府多个职能部门，还涉及企业、新闻媒体、民间非营利组织等非政府部门，各部门及时、高效的沟通与协调是有效应对突发事件的前提条件，组建专门的应急管理协调机构是实现上述目标的组织保障。三国政府均建立了突发事件应急管理协调机构，如美国设置了联邦紧急事务管理署，俄罗斯成立了紧急事务部，日本设立了官邸危机管理中心，并将卫生应急机构作为其重要的组成部分，加强沟通，统一协调应对包括公共卫生事件在内的突发事件。

（三）网络化管理，强调良好的协调与合作。网络化管理包括纵向从国际层面到地方层面的多级管理和横向的跨部门协作。从突发事件严重程度以及波及范围，一个国家完整的卫生应急体系一般分为四个层次，即国际层次、国家层次、地区层次及社区层次。美国建立了上述四个层次的应急机制，国际层面上，美国经常从政治和外交出发向受灾国提供卫生应急援助；在国内，美国的纵向三级应对体系自上而下包括联邦疾病预防控制系统、地区／州医院应急准备系统、地方／城市医疗应急系统三个子系统。日本不但十分注重国际层面卫生援助，还在完善国内各级应急体系的同时，建立了一套国家垂直管理系统，该系统的机构直接对国家负责，从而避免了纵向管理体系下，地方保护主义导致中央很难全盘掌握危机信息的弊端。在横向协调方面，美国通过法律建立了卫生和人类服务部、红十字会、联邦紧急事务管理署等 27 个联邦部门和机构的协调机制，明确了应急反应的职责、实施原则、反应行动。俄罗斯紧急情况部建立了与内政部、卫生部、国防部或者内卫部队之间的协调机制。

（四）军队参与突发事件应急处置。从以上三个国家突发事件应急体制介绍中可以看出，由于各国突发事件的发生情况不同，各国军队与地方医疗卫生机构合作的紧密程度也相应不同。随着国际形势的变化，尤其是冷战结束以后，许多国家的军事战略做出了相应调整，军队参与突发事件应急工作在军队工作中的地位有所突出。一些国家从建立军民紧密协调的突发事件应急体制着手，一方面能够最大限度地发挥军队在应急处置中的作用，另一方面为未来可能发生的局部战争更好地动员与利用地方卫生资源奠定了基础。美国和前苏联通过建立国家级灾害医学系统，统一灾害卫生救援的组织和指挥，并十分注重利用军队卫勤力量参加应急工作，军队卫勤力量与地方卫生力量的协调十分紧密；日本自然灾害发生较多，十分重视军民协调应急体制建设，通过法律明确了自卫队灾害卫生救援的职责。

（五）注重民间非政府组织的参与。民间非政府组织包括营利组织和非营利组织，他们具有众多促进社会发展的功能。因此，不管是在突发事件发生后的处置阶段，还是在前期的预测预警、识别阶段，都应当大力发挥非政府组织和民间社会结合紧密、公益性强等特点，积极吸纳非政府组织加入卫生应急管理行列。美国卫生应急管理体系就十分注重民间社区层次的联防参与，通过各种措施吸纳民间组织参与应急管理，例如动员民间慈善团体参与赈灾工作，动员民间宗教系统调查民间需求，建立发放物资的渠道等。日本在突发事件应对过程中建立了与医师会、医疗机构协会等民间组织和消防、治安、铁道、电力、煤气、供水等市政服务公司的协调机制。

（六）注重媒体的沟通和信息的管理。突发事件应对过程中，新闻媒体的介入会增加事件的公开性，使公众的知情权得到保护。如果相关信息发布达不到公众要求的公开、透明，公众就会因不了解实际情况，而对政府的应急措施不理解，甚至产生抵触情绪，这样将不利于各项措施的执行，还会导致事态的进一步恶化。但是，过度的信息公开有时也会妨碍突发事件的应对。因此，在突发事件应对过程中，为了维护公共利益，就要对发布的信息进行管理。在与媒体沟通方面，美国建立了突发事件信息管理制度，在突发事件应对过程中，政府按照相应的信息制度将涉及突发事件的信息分级，并配合相应的处理措施，其中部分信息要在联邦政府公报上公布。俄罗斯的《紧急状态法》中也明确规定了突发事件应对中新闻媒体的权利，此外，俄罗斯多部涉及应急的法律都对新闻媒体在紧急状态期间的职责做出了规定，以保证媒体发挥正面、积极的作用。

第三节 国外经验对我国卫生应急体系建设和管理的启示

突发公共卫生事件对人类生命安全和社会经济发展构成了极大威胁，是公共安全管理的一项重要研究内容。随着全球一体化和信息多元化的发展，日益突出的突发公共卫生事件已经成为任何国家或政府都必须认真对待的重大问题。对美国等西方国家突发公共卫生危机管理体系的介绍与分析，为完善我国突发公共卫生事件的应急管理提供了借鉴。

在全球突发公共卫生事件管理体系中，美国和英国的突发事件预警与应急管理能力首屈一指，特别是在经历了9·11和炭疽袭击事件以后，美国政府加大了投入力度，使得应对突发公共卫生事件能力大大加强。通过对美国等西方国家突发公共卫生事件管理体系的分析，从中得到一些启示和借鉴，这有助于我国突发公共卫生事件应急管理体系的完善和发展。

一、西方突发公共卫生事件应急反应体系

（一）美国突发公共卫生事件应急体系

美国对其突发公共卫生事件应对系统进行了修正和完善，形成了一个全方位、立体化、多层次和综合性的应急管理网络。该网络自上而下包括美国疾病控制与预防中心、地区／州医院应急准备系统和大都市医疗应急系统三个垂直系统。疾病控制与预防中心是美国突发公共卫生事件应对系统的核心和协调中心，其主要职能包括：制定全国性疾病控制和预防战略、公共卫生监测和预警、突发事件应对、资源整合、公共卫生领域管理者及工作人员的培养。疾病控制与预防中心在国际卫生合作中同样扮演着重要角色，对国际疾病预防和控制的支持也是其重要职责之一。美国突发公共卫生事件应对系统是包括公共卫生、突发事件管理、执法、医疗服务、科研力量和第一现场应对人员（如消防员、救护人员）等在内的多维度、多领域的综合、联动、协作系统，包括全国公共卫生信息系统 (The National Health Information Infrastructure)、全国公共卫生实验室快速诊断应急网络系统 (The Laboratory Response Network)、现场流行病学调查控制机动队伍和网络系统 (The Epidemic Intelligence

Services)、 全国大都市医学应急网络系统（The Metropolitan Medical Response System）、全国医药器械应急物品救援快速反应系统（The National Pharmaceutical Stockpile）等几大子系统。出现重大公共卫生危机时， 指挥系统由疾病控制与预防中心上报到联邦应急机构，此时总统有权根据危机事态的性质和严重程度决定是否需要宣布国家进入"紧急状态"，并启动联邦应急预案。

美国突发公共卫生事件应对的执行系统由相互交错的纵向和横向结构组成。其纵向结构自上而下包括(联邦)疾病控制与预防系统(CDC)、(州)医院应急准备系统(HASA)、(地方)城市医疗应急系统(MMRS)3个子系统。横向结构主要包括6大子系统，包括全国公共卫生信息系统、全国公共卫生实验室快速诊断应急网络系统、现场流行病调查机动队和网络系统、全国大都市医学应急网络系统、全国医药器械应急物品救援快速反应系统以及全国健康教育网络。

美国的保障系统主要包括物资保障、资金保障、社会心理保障、职业安全保障 等。物资保障方面主要以 CDC 管理的全国药品储备为核心，12 个专用药品存放场遍布于美国各地，每个存放场内至少有 84 种药品，如抗生素、神经毒气解毒剂等，美国国内任何地方发生公共卫生突发事件，12 小时内就可以获得这些药品。资金保障方面主要有医疗保险和国家拨款。社会心理保障主要是在国家资助下，由国家精神卫生研究所进行大规模灾难性事件引起的精神病预防和治疗的研究。职业安全保障方面主要是由国家职业安全和健康研究所提供关键性职业安全建议。

美国建立突发事件信息管理制度，多项法律都对信息的传达和公布做出了明确规定。突发事件发生后，政府按照相应的信息制度将突发事件信息分级，并配合相应的处理措施，部分信息要在联邦政府公报上公布，部分信息要在政府部门间共享和传递，部分信息则要依特别权力才能查阅。同时媒体的报道得到了卫生部门的配合，卫生部门的声音占据了报道的主导位置。

（二）英国突发公共卫生事件应急体系

英国是中央集权制和福利制国家，其公共卫生突发事件战略性指导政策的制定主要集中在中央，由设立在卫生部的突发事件规划协调小组（Emergency Planning Coordination Unit）、卫生保护局（Health Protection Agency）及其在英国各地的分支机构、卫生部首席医疗官（Chief Medical Offier）、卫生部执行主任(Executive Director Of Health)和社会保障委员会负责。EPCU 颁布的"国民健康服务系统突发事件应对计划"构成了英国突发公共卫生事件应对体系的综合框架。这一应对体系包括战略层面和执行层面两部分。战略层面的应对指挥由卫生部及其下设机构负责，还包括地方公共卫生行政机构和公共卫生应急计划顾问委员会。执行层面的突发事件应对则由国民健康服务系统及其委托机构开展。

根据国民健康服务系统突发事件应对计划，英国更多的公共卫生突发事件应对职能从国民健康服务系统的卫生局转向基本医疗委托机构。新计划构建了更为完善的公共卫生应对网络，包括基本医疗委托机构、卫生局、健康和社会保健理事会及卫生部门医药官员、执行官员等。

此外，英国政府以强化中央层面协调和各部门协同为重点，着力改变应对紧急状态的方式，整合了各方面的应急资源，在应急机制上进行了改革和调整。成立了健康保护机构（HPA)，隶属于卫生部。其主要职能是通过提供一个整合的统一系统，保护国民健康，减少传染病、化学制剂危害，降低生物性病毒及放射性威胁；向公众提供公正权威的信息和专业建议，向政府提供独立的政策建议；在传染病等领域支持国民健康服务系统的运作，监测公共卫生领域的威胁，提供快速应对；开展研发、教育和培训等活动。需要强调的是，在突发公共卫生事件中，公众需要独立、清晰、有权威、值得信赖的信息，HPA 尽管目前仍作为卫生部的分支机构，但其目标是成为独立的公共部门。

（三） 日本突发公共卫生事件应急体系

日本作为世界上地震和火山多发的亚洲国家，从 20 世纪 90 年代开始，在原来的防灾管理体系上建立了综合性应急管理体系，形成了全政府模式的危机管理体制和广域政府危机管理合作体系，充分发挥政府、市场、"第三部门"各主体能动作用，取得了卓越的成效。日本突发公共卫生事件应急管理体系由主管健康卫生、福利、劳保的厚生劳动省负责建立并以之为核心。这一系统同时被纳入整个国家的危机管理体系。日本突发公共卫生事件应急管理体系覆盖面很广，包括由厚生劳动省、8 个派驻地区分局、13 家检疫所、47 所国立大学医学系和附属医院、62 家国立医院、125 家国立疗养所、5 家国立研究所构成的独立的国家突发公共卫生事件应急管理系统；由都道府县卫生健康局、卫生试验所、保健所、县立医院、市村町及保健中心组成地方管理系统。这三级政府两大系统，通过纵向行业系统管理和分地区管理的衔接，形成全国的突发公共卫生事件应急管理网络。根据地方自治制度及感染症法和健康保险法的相关规定，国家、地方政府及国民在应对突发公共卫生事件时有明确的义务和责任。

在日本突发公共卫生应急处理系统中，消防（急救）、警察、医师会、医疗机构协会、通信、铁道、电力、煤气、供水等部门，也按照各自的危机管理实施要领和平时的约定相互配合。中央主管机构突发公共卫生事件应急管理的最主要职责是收集信息并制定和实施应急对策。平时，国立传染病研究所感染信息中心进行法定的传染病发生动向跟踪监视。

日本的应急信息化建设从完善基础设施建设入手，充分应用各种先进的信息通信技术，构筑起了高效、严密、适合实际国情的应急信息化体系。主要包括两部分：一是覆盖全国、功能完善、技术先进的防灾通信网络；二是由中央防灾无线网、消防防灾无线网以及防灾相互通信网所组成的专用无线通信网。另外，移动通信技术、无线射频识别技术、临时无线基站、网络技术等现代通信技术以及救助机器人也广泛应用于危机事件管理中。

日本在应对突发公共卫生事件方面，坚持立法先行的理念，建立了完善的应急管理法律体系。其中，《灾害对策基本法》是日本防灾领域的根本法，对防灾组织体系及其责任、防灾规划、灾害预防、灾害应急对策、灾后修复、财政金融处置措施等事项做了明确规定，有效提高了日本整体应急管理的能力和水平。

日本的应急保障体系主要包括人员储备、资金保障及物资保障等。人员储备方面主要是建立了专职和兼职相结合的应急队伍，兼职队伍由公民自愿参加，接受专业培训，持有专业机构发放的应急救援资质证，是本地区防灾和互助的骨干力量。资金保障方面，一是通过立法明确规定了国民在应急救治中负担的比例，二是各都区市町村政府每年均按照在本年度的前3年的地方普通税收额的平均值的千分之五作为灾害救助基金进行累积。物资保障方面建立了应急物资储备和定期轮换制度，并大力开发防震抗灾用品，日本家庭基本上都储备有防灾应急用品和自救用具。

日本政府部门及社会团体通过各种形式的应急科普宣教工作，如组织综合防灾演练、图片宣传、媒体宣传、模拟体验以及免费发放应急宣传手册等，向公众宣传防灾避灾知识，增强公众的危机意识。同时将防灾教育列入国民中小学生教育课程，每学期进行防灾演习，掌握基本的自救、互救技能。

二、国外突发公共卫生事件应急管理经验启示

（一）政府应当建立健全应急管理组织机构

危机具有突发性、不确定性、危险性大和危害范围大等特点，危害的范围大，涉及面广，仅仅依靠一个政府部门或一级政府是不能有效控制与处理的。从横向来看，危机管理工作涉及到绝大多数的政府部门；从纵向来看，上下级政府系统必须协同管理。

为了更好地协调各级政府和部门，政府应该在常设危机管理机构中强化公共卫生管理职能，协调各级政府和职能部门共同应对，这样才能更好地发挥群体的力量来高效、协同地应对危机，防止在危机暴发时各职能部门、各级政府之间相互推诿。

在这方面，美国等国家都已经设立了相应的机构。美国政府的危机管理体系是在经历各种危机事件的冲击过程中不断成熟的。美国公共卫生突发事件危机管理不仅在国家和地方都有完备的危机管理组织体系，而且形成了以卫生部为主体、其他联邦部门为辅的危机应对网络协作系统。

对于公共卫生突发事件，英国设立了由卫生部、EPCU、NHS和PCT等常设机构一起组成的应对突发公共卫生事件的危机管理体系。分析美国、英国的经验，我国地方政府应该设立常设危机管理机构，从省、市一级分布至基层，该机构专职处理危机的协调与管理，当危机事件发生时，迅速采取对应措施，调动社会资源来处理危机。

在设立的常设危机管理机构中要特别注重建立多部门、多领域和多层次协作的工作机制。

（二）建立以"预防为主"的监测预警和应急响应体系

发达国家把"预防为主"放到首要位置，美国以及日本通过疾病监测反馈系统、城市疾控症状预警系统等制定详实有效的卫生预案和应急规划，采集相关信息进行数据模拟和分析，一旦疫情发生，可以按照预设防控措施和方案进行隔离，自上而下形式良好的应急响应体系，及时遏制危机事态的蔓延和发展，把危害和影响控制在最小范围内。

突发事件复杂性和频发性越加明显，需要监测预警和应急响应体系不断升级，更需要"预防为主"观念深入人心。美国的危机管理机构如国土安全部、FEMA都制订了清晰的危机应对计划。

英国卫生部编制的关于重大突发事件的国家手册，要求所有卫生服务组织都必须制订应对计划，英国国民健康服务体系和基本医疗委托机构制订的突发事件应对计划包括执行程序、日常训练、应急反应预案等。

危机应对管理计划和预案的制订大大提高了政府应对危机的能力和效率，随着危机事件的频度和复杂性越来越高，计划和预案也必需不断更新与完善。英国突发公共卫生事件危机的响应以初级保健联合体为核心，这实际上是以社区为中心、自下而上的快速响应体系。

美国和英国都建设了高度灵敏的传染病监控和预警系统，某种新型病毒产生了，美国和英国都能在第一时间发现，迅速采取措施，隔离现场、分析病毒，及时遏制危机事件。

（三）建立突发公共卫生事件信息传播机制

信息传播机制（卫生信息的发布与通告）是发达国家应对突发事件的典范经验，美国与英国非常重视与媒体机构的沟通，卫生事件与危机问题一旦暴发，及时通过媒体和网络平台向公众和社会发布防控信息，通过疫情的播报和传播还原事情真相和处理进展，经历开放式和公开化的沟通交流平台。

发达国家在突发卫生事件中不但公开危机真相，还会通过切实可行的方式邀请媒体等大众传媒参与其中，改善与民众的沟通方式，通过媒体架起互通式交流的桥梁。

（四）明晰各级突发事件应急管理组织权责问题

发达国家完善的突发事件应急管理体系明确了中央和地方的职责所在，明晰了各层级之间以及各个机构之间的职能问题，通过立法和规范的方式明确权责划分。

各级应急管理组织权责划分是完善多领域、跨部门和深层次合作的基础，相当一部分突发事件源于地方和省市，这就需要地方权责的统一和规范，避免推诿失职以及职能交叉等问题的发生，权责的明晰可以高效及时地处理和应对突发事件。

（五）建立完善的卫生应急全程管理机制

美国、俄罗斯、英国、加拿大等国家突发卫生事件应急能力处于领先地位，是因为他们卫生应急全程管理的科学化和高效化，权威化的指挥调度体系、科学化的预警监测体系、效能化的应急处理机制、及时公开的信息传播机制、充足的经费物资保障体系以及专业性的医疗救助体系都是发达国家公共卫生应急管理的典型特征，重视法制约束，强调全民参与和媒体介入，深化国际交流与合作，这些都是发达国家在卫生应急全程管理中实施的具体化措施。

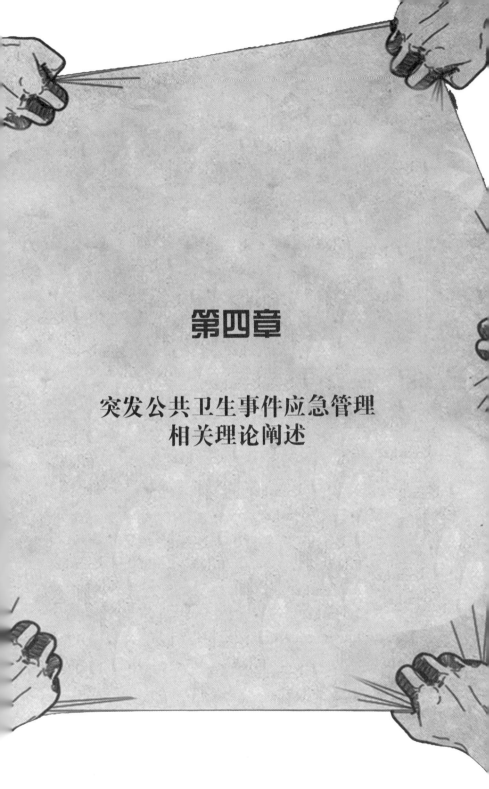

第四章

突发公共卫生事件应急管理
相关理论阐述

在危机管理、事件管理、风险管理、系统理论以及公共卫生学等基础理论研究基础上，寻求突发公共卫生事件应急管理的内在规律，初步探讨了卫生应急管理的理论体系，并较为全面系统地论述了我国卫生应急"一案三制"建设情况。理论来源于实践，同时又要指导实践。

第一节 突发公共卫生事件的相关界定

一、突发公共卫生事件分类

为了阐明突发事件的确切含义，需要对与之相关的一些概念进行辨析。

（一）突发事件与危机

《辞源》将"危机"解释为潜伏的祸端。《现代汉语词典》对"危机"有两种解释：一是危险的祸根，如危机四伏；二是严重困难的关头，如经济危机。在英文中，与"危机"一词对应的是"crisis"，该词源于希腊语"krisis"，意思是鉴别或判定。"危机"最初是一个医学用语，指人濒临死亡、生死难料的状态，有生的可能，又有死的威胁，后被演绎为描述人们不愿面对、不可预期、难以控制的局面。汉语"危机"这个词中的"危"和"机"分别代表着"危险"和"机遇"两层意思，两者处于极端对立之中，因此"危机"的发展变化常常极富戏剧性效果。在对危机的研究中，通常把危机分为天灾和人祸两大类。但理论界往往根据危机发生的领域，将危机分为政治危机、经济危机、宗教危机、生态危机等。当几种危机互相作用、同时迸发时，就会出现严重的综合危机。作为一般概念，"危机"这个词在某些领域被滥用或不准确地使用，几乎成了"事故""分裂""灾害""灾难"的代名词。实际上，它们并不完全等同，危机有其内在规定性。就一般意义而言，危机具有以下特性：危机具有高度不确定性；危机具有时间紧迫性，需要立即处理；危机发生的领域很广，不仅仅局限于组织；危机是一种具有负面影响的事件。这种负面影响可以是潜在的，也可以是显性的。

突发事件与危机具有以下共同点：1.两者都是负面事件，即都会给社会、组织或个人带来一定程度的损失危害或负面影响。2.两者都需要紧急处理，如果处理不及时，其损失危害将会更大、负面影响将更为恶劣。3.两者都具有不确定性，即两者所造成的损失危害不确定，所持续的时间不确定，发展态势不确定。两者除了共同点以外，也有一些区别。突发事件虽然对社会的影响不是转瞬即逝的，但突发事件所涵盖的时间外延相对较窄；而危机的形成往往会有一个或长或短的过程。

虽然突发事件与危机都是具有负面影响的事件，但突发事件的负面影响是显性的、现实的，人们可以感觉得到；而危机的负面影响既可以是显性的、现实的，也可以是隐性的、潜在的，人们可能一时还无法感觉得到。突发事件最显著的特征就是突发性，出人意料。危机一般以某一事件为契机或导火线，即通过偶然的、独特的突发事件的形式表现出来。这就是说，在一定的外界条件下，突发事件就会进一步发展成为危机；突发事件往往成为危机的先兆和前奏，或充当引发危机暴发的原因。在逻辑上可以说，危机必定是突发事件，然而突发事件未必就形成危机。事实表明，许多突发事件本身就是危机的一部分，并且是很关键的一部分。当突发事件因处理不当而导致失去控制，使之朝着无序的方向发展时，危机便形成并开始扩大化。在这种情况下，突发事件就等同于危机。如果某些突发事件处理得及时、得当，就有可能被消灭在萌芽状态之中，从而就不会演变为危机。

（二）突发事件与风险

词典对风险的界定是可能发生的危险，或遭受损失、伤害、不利或毁灭的可能性。风险管理的经典著作《Risk Management and Insurance》将风险定义为：特定情况下那些可能发生的结果的差异性。目前，学术界对风险的内涵还没有统一的定义，由于对风险的理解和认识程度不同，或对风险研究的角度不同，不同的学者对风险有着不同的解释。

就一般意义而言，风险事件具有以下特性：1. 不确定性。风险的不确定性表现在它是各种因素的综合结果，各种因素的不确定性是导致风险不确定性的重要原因。2. 相对性。风险事件是相对于观察者而言的，它意味着对于不同的个人或组织，风险事件具有不同的含义，一个人或一个组织认定的风险事件，对于另一个人或另一个组织来说，有可能不是风险事件。3. 预期损害性。对于认知某风险事件存在的个体或组织而言，该风险事件是有预期损害性的，其损害性的大小程度与个体或组织所认知的风险大小成正比。

突发事件与风险的联系：1. 风险包含了许多可能出现的结果，风险事件是指包含有消极结果部分的事件，也就是说，风险事件一定是会带来损失的事件。2. 突发事件和风险事件都具有不确定性。这种不确定性包括：事件的发生不确定、事件发生的时间不确定、事件发生的状况不确定、事件的后果及其严重程度不确定。3. 突发事件和风险事件可以说是事物发展过程中的两个阶段。当风险的"预期损害性"变为现实，即造成事实上的损害时，风险事件便在向突发事件靠拢。

两者除了联系以外，还有区别。风险事件包含一些已知的、可预测的因素，可以通过纯数学模式进行量化。这就表明，风险事件可以通过一定方式或手段进行分解甚至化解为零。如果风险事件量的积累达不到突发事件发生所需的质的转化时，相对于突发事件而言，风险为零。

人们对突发事件的反应和对风险事件的反应是不一样的。在现实生活中，当人们听到突发事件时，会做出强烈的反应，如表现出紧张或非常关注，也就是说，突发事件是难以接受的。当人们听到风险事件时，会不以为然，所以，相对来说，风险事件是可以接受的。

突发事件一般是事物质变的结果，而风险事件可以是事物量变过程中造成的损失。当风险事件的"可能性"变为现实后，即比预期更为恶劣的因素积累达到质变时，突发事件就可能随时发生。风险事件更多的是与人或社会的因素相关联，而突发事件既包括社会性事件，也包括由纯自然原因而引发的事件。

（三）突发事件与事故

"事故"在英文中对应的词是"accident"，意思是未曾预料、不希望发生的意外事件、偶然事件、机会事件或附带事件。《辞海》中把事故解释为意外的变故或灾祸，如韩愈《上张仆射书》曰："非有疾病事故，辄不外出。"《辞海》的解释是：现在事故一般指工程建设、生产活动与交通运输中发生的意外损害或破坏。有的事故是由于自然灾害或其他原因为当前人们所不能全部预防的；有的事故是由于设计、管理、施工或操作时的过失所引起的，后者称为责任事故。这些事故可以造成物质上的损失或人身的伤害。《现代汉语词典》对"事故"的解释是意外的损失或灾祸（多指在生产、工作上发生的），如工伤事故、责任事故。

事故具有以下特性：事故与生产活动密切相关；事故产生的必备条件是事故隐患，由此衍生出事故的四大特性，即潜在性、因果性、条件性和偶然性；潜在性是指事故隐患在发展之初的孕育阶段，存在的方式一般为隐匿的、潜在的，随着生产的每个过程随机变化，事故逐步向显性发展；因果性是指事故的隐患产生、存在和发展以及转化为事故需要一定的条件，而且都要经过一个过程；偶然性是指事故隐患发展成为事故，是一个偶然的随机事件。

突发事件与事故的联系是：突发事件和事故都是负面影响，都会给社会、组织或个人带来人员伤亡、财产损失或精神上的伤害；人们都不希望突发事件和事故发生；两者的发生或出现从表面上看具有偶然性，但是在其背后都具有必然性的因素，从这个意义上说，两者都是难以避免的。

两者除了联系以外，还有区别。在现实生活中，出现比较频繁的事故有交通事故、生产事故、爆炸事故等。可见，事故一般和人们的生产、生活联系紧密。相比之下，突发事件的外延宽广多了，它除了发生在人们的生产、生活之中，还涉及政治、经济、文化、军事、外交等诸多领域。

事故一般是由确定的现象转化而来的，如由于决策失误、管理不善、工作粗心等人为因素而诱发的原本不该发生的事情。而突发事件更多的是来源于某些在世界范围内还未曾发生或已发生的不确定性现象，如全球范围内的禽流感流行事件、中国的非典事件；或是来源于某些经常发生的、其发生的地点和时间带有一定偶然性的随机现象，如森林火灾、恶性交通事故等。

相对来说，事故更有预见、预防性。因为事故的发生是有条件的，总是和没有遵守有关的规范、规则、制度联系在一起的。例如，交通事故的发生大多是因为交通违章造成的，生产事故的发生是因为没有遵守安全生产制度。而造成突发事件的原因则比较复杂，有自然因素和人为因素，也有自然和人为的交互性因素，如地质因素、气候因素、政治因素、经济因素、民族矛盾因素、宗教信仰因素等。原因的复杂性决定了突发事件预见、预防的难度。

（四）突发事件与灾难

《现代汉语词典》将"灾难"界定为天灾人祸所造成的严重损害和痛苦。广义地说，凡危害人类生命财产和生存条件的各类事件通称为灾难。从历史上可以看出，灾难产生的原因主要有两个方面：1. 自然变异。2. 人为影响。因而常把以自然变异为主而产生并表现为自然状态的灾难称为自然灾难，如干旱、洪涝、地震。把以人为影响为主而产生且表现为人为状态的灾难称为人为灾难，如安全事故、交通事故。从事物的本质来看，可以认为自然灾难是指自然界物质运动变化、能量积聚转换的一种激烈形式，是自然界物质、能量变化的极端形态。而人为灾难则一般是指决策失误、操作失误、管理不当对自然界生态平衡或人类生活环境的破坏等。

灾难主要是从事件产生的后果来说的，它不一定是短时间暴发的；突发事件更强调的是事情发生的时间很突然，后果比较严重。从这个意义上说，灾难不一定是突发事件，突发事件也不一定会成为灾难。但是，两者都会给社会带来一定程度的损失。

（五）突发事件与紧急事件

"紧急事件"在英文中对应的词是"emergencies"，意思是必须立即采取行动、不容许拖延的事件；或者说，是一个突如其来的，不可预见的紧急关头或困境，它要求立即采取行动以免造成灾难。从这个角度而言，所有的突发事件都是紧急事件，因为所有的突发事件都需要立即处理，容不得拖延，否则会造成更大的损失。

但是，并不是所有的紧急事件都是突发事件。紧急事件只是在处理的时间上紧急，但不一定是负面事件。紧急事件发生时，不一定已经造成严重的损失；只是如果处理不及时，或处理不好的话，才会造成严重损失。

（六）突发事件与冲突

"冲突"在英文中对应的词是"conflict"，意思是对立的、互不相容的力量或性质（如观念、利益、意志）的互相干扰。《现代汉语词典》对"冲突"的解释是：因矛盾表面化而发生的激烈斗争，如武装冲突、言语冲突。《辞海》对"冲突"一词的解释有3种：1.急奔，猛闯。2.抵触，争执，争斗。3.文艺用语，即现实生活里人们由于立场观点、思想感情、要求或愿望等的不同而产生的矛盾冲突在文艺作品中的反映。

冲突在现实世界中普遍存在。典型的冲突当属军事冲突，包括战争（热战）和冷战。当然还有政治冲突、经济冲突、文化冲突以及宗教冲突、种族冲突、民族冲突等。

冲突有以下几个特性：1.冲突具有普遍性。冲突无处不在、无时不有，大量存在于现代社会生活中。冲突的发生具有客观必然性，只要人们活着，一起解决共同的问题，冲突就会存在。2.冲突的参与者至少有两方，甚至多方。冲突可以发生在个人之间、组织之间、个人与组织之间以及种族与种族之间、民族与民族之间、国家与国家之间。3.冲突的参与者必定有矛盾或分歧。这些矛盾或分歧也许是客观存在的，也许存在于人们的主观意识之中，经常表现在观点、利益、要求、需要、欲望、意志、文化、价值观、宗教信仰等方面。

突发事件和冲突的联系是：1.两者都是一把双刃剑，具有两面性，有消极影响，也有积极作用。冲突造成的破坏性影响是显而易见的。由于政治、经济利益的驱使，社会上人与人、不同利益集团之间的矛盾冲突，特别是非正义的战争都会对人类造成精神和肉体上的伤害。另一方面，也应该看到，正是各种冲突推动人类社会由低级向高级发展，推动社会制度不断演变。冲突还有利于促进联合、增强群体内部的内聚力。与此相类似，突发事件除了其负面影响以外，也具有一定的积极作用，如非典事件提高了中国政府的公信力和香港居民的团结指数，四川汶川地震提高了中华民族的凝聚力。2.突发事件和冲突一样都是不可避免的产物。当今社会处在一个变幻莫测的动态环境中，充满着矛盾、机遇和挑战。个人、组织、团体、民族和国家要生存和发展，必然要发生各种各样的关系，其间必然伴随着各种冲突和突发事件。

两者除了联系以外，还有区别。冲突归根到底是一种人的行为。因此，可以从人的行为动因上归结出冲突发生的原因。人的行为是因其人格因素和环境的相互影响而发生的，正是由于有上述两种因素的存在，人们在形成对他人或其他组织看法的过程中容易产生偏差，很难形成一致。这种看法一旦形成，就难以轻易改变。当两个群体的立场相互抵触时，冲突很容易发生。而突发事件除了人为因素造成的以外，还有非人为因素造成的，如病毒暴发、海啸、地震等。从这个角度看，冲突的外延要小于突发事件。

需要指出的是，冲突不一定是事件。有些冲突是由于意见分歧、争论和对抗，是彼此之间关系出现的紧张状态，或表现为某一群体或个人在满足自身需要的过程中受到挫折的一种社会心理现象。另外，文化冲突集中表现在不同的价值观念、伦理道德观念的对抗，主要包括中外文化冲突、传统文化与现代文化的冲突。诸如这些冲突就是一种状态，是一种静态的现象，而不是事件，它们可以被压抑、被消除、被化解，从而也就会消失。但如果不好好地对待和处理的话，它们完全可能酿成突发事件。从这个意义上说，冲突有可能成为突发事件的契机或导火线。

（七）突发事件的内涵

综上所析，突发事件是指发生突然，可能造成严重社会危害，需要采取应急处置措施的紧急事件。在我国，《中华人民共和国突发事件应对法》将"突发事件"界定为：突然发生，造成或者可能造成严重社会危害，需要采取应急措施予以应对的自然灾害、事故灾难、公共卫生事件和社会安全事件。

突发事件有 4 个方面的含义：

1. 事件的突发性。事件发生突然，难以预料。

2. 事件的严重性。事件造成或者可能造成严重社会危害。

3. 事件的紧急性。事件需要采取应急措施予以应对，否则将出现严重后果。

4. 事件的类别性。我国把各种突发事件划分为自然灾害、事故灾难、公共卫生事件和社会安全事件 4 类，从而有利于事件的分类管理。

二、突发公共卫生事件应急管理理论体系简评

应急管理理论体系总体规制为"一案三制"。

（一）"一案"代指突发事件应急预案

是根据突发事件的相关特点和发生轨迹，提前制定与设置预案

和计划，及时准确应对突发事件与紧急问题。突发事件应急预案主要有政府宏观预案、基层政府应对预案、专项事件突发预案、部门机构应急预案以及大型工程与活动应急预案等。

（二）"三制"是指突发事件应急体系的管理机制、运行机制以及法律机制

一是应急管理机制在突发事件中处于核心地位。权威性与专业化组织管理部门和应急指挥机构可充分发挥组织优势与资源优势，最大限度地调动社会力量参与应急救援，第一时间调配卫生资源与医疗设备。政府部门可有效协调专业性的救援队伍和应急专家团队，引导区域化与部门化协作（人民解放军、公安消防、武警部队的相互联动），在突发事件事前预案预警、事中应急处理、事后监控反馈中发挥主导和关键作用。

二是完善的应急运行机制在突发事件处于关键环节。应急运行机制主要包括监测预警机制、决策调控机制、协调参与机制、信息报告机制、应急响应机制以及资源调配机制等，各项机制在良性运转中层层相扣，密切相连，在不断优化中推动突发事件的效能化解决。

三是健全的法律机制贯穿于突发事件应急管理的始终。要不断加强应急管理工作的法制化进程和步骤，只要按照法律规范和约束加强集约管理，突发事件应急工作才能有法可依、有法必依。法制化轨道可促使应急管理刚性规范，严格按照法律章程处理应急工作，保障突发事件应急过程的责任性与约束力。

三、突发公共卫生事件相关应急管理理论分析

突发公共卫生事件的处理是一项复杂的系统工程，涉及预警和监控、应急协同联动以及社会参与等各个环节，牵涉该领域的相关理论很多。

（一）应急管理理论

应急管理理论是世界管理科学最高奖"Franz Edelman"获得者、旅美华裔于刚博士创始的，他提出了处理不确定事件的 4 种方式：

1. 预案管理。对可能发生的突发情况与事态要全面考量，针对不同情况制定相应预案，事情一旦发生可以按照固定模式来应对。

2. 鲁棒优化。在制定计划和方案时，要综合考虑可能发生的多种因素和问题。

3. 随机模型。考虑事件发生概率的基础上充分布置，全面准备。

4. 实时应急管理。根据事件发展的状态和过程，实时与灵活进行应对模式的开启，针对不同情况进行应急措施变换。

我国应急管理的研究主要集中在 SARS 以后，应急管理也是针对特大事故灾害与危机灾难问题提出的。应急管理是指公共管理部门在突发事件的事前监控、事中处理、事后完善过程中，通过建立健全科学的应对处理机制，采用预设及先进化的措施手段，保障民众生命安全与物质财产的相关活动。应急管理针对的是三大危机问题：人的危机、物的危机和责任危机。

（二）危机管理理论

关于危机管理的概念与定义，国内外学者进行了翔实的阐释和论述，最具代表性的是美国学者斯蒂芬·菲克。他认为，当事情态势的发展到达难以控制的界定时，危机管理效果就会彰显效用，把危机事件降低到可控范围之内，是危机管理的重要特征。国内学者薛澜等人认为，危机管理是对危机事件全过程管理，效能化的危机管理需要具备以下内容：移转或缩减危机事件的来源、范围和影响；完善危机损害后的应急模式；提升危机预案与决策的影响力；不断修订与总结，及时选择最佳路径减轻危机损害。

国内外学者对危机管理模式和应用体系有不同的认知和定论，主要有以下具有典范意义的观点。美国工业家诺曼·奥古斯汀把危机管理设定为 6 个发展阶段：1. 第一阶段：危机的预警与避免。预防与避免危机的发生是最好的危机应对方式，管理者和组织者必须竭尽全力规避风险和损害，对难以避免的危机做好保障和预警安排。2. 第二阶段：危机的准备与布控。设定好相关计划和安排处理危机事件，无论是决策上的制定还是物质上的保证。3. 第三阶段：危机的明晰和认定。通过全方位的资源信息和消息传递，明晰危机的发展与发生，尽快识别危机的介质和源头，集思广益解决问题，请求专家帮助。4. 第四阶段：危机的处理和控制。按预案的设定，依据具体情况解决相关问题，把损害和危机降低到最小化。5. 第五阶段：危机的解决。利用全方位与多角度的资源优势，采取切实可行的措施解决危机事件。6. 第六阶段：危机的总结和反馈。前五个阶段的信息报告和系统总结可以为下一步危机事件的解决提供良性指导借鉴，弥补不足，纠正差错。美国危机管理专家罗伯特·希斯最早在危机管理理论与应用实践领域提出 4R 模式：即缩减力（Reduction）、预备力（Readiness）、反应力（Response）、恢复力（Recovery）四个阶段组成。管理者需要主动将危机工作任务按 4R 模式划分为四类——减少危机情境的攻击力和影力，做好处理危机情况的准备，尽力应对已发生的危机，以及从中恢复。

（三）灾害经济学理论

灾害经济学的理论阐述基本上有以下几点：1. 灾害发生难以避免。自然灾害、人为灾难以及不明因素灾祸等突发灾害不可能完全规避，各类灾害造成的经济损失和严重创伤难以精确估摸与推测。2. 事物本身发展有其自然规律和序列波动。灾害在发生与发展中遵循潜伏、暴发、推进、减退以及停止的一般规律和轨迹，除了在峰值表现出强弱与大小不同外，基本符合自然性的守恒原理。3. 趋利避害原则。从长远愿景与可持续规划来说，并非所有灾害都酿成巨大损害，预防和引导是处理灾害的有效方式，循规诱导是一种科学的应对措施。4. 寻求根治灾害的最佳组合点。对灾害的应对和防治而言，治标方案投入少但见效快，难以可持续稳固；治本方案投入大见效慢，长效机制稳健，寻求灾害防治的最佳结合点和交叉点对于灾害经济学的效果力、效益性的实现具有参鉴意义。

（四）公共产品理论

公共产品理论是新政治经济学和公共经济学的基本理论，社会产品分为公共产品与私人产品。萨缪尔森在《公共支出的纯粹理论》中这样阐述对公共产品理论的相关理解："纯粹的公共产品（劳务）是这样的产品（劳务），即他人消费这种这类物品（劳务）不会减少其他人对于这类物品（劳务）的消费。"公共产品理论是协调处理以下关系的基础性理论：1. 政府与市场机制的关系。2. 政府职能转变与行政管理体制改革的关系。3. 政府与公共财政收支体系的关系。4. 政府与公共服务市场化的关系。

公共产品相对于私人产品而言，具有鲜明的特征。

第一，公共产品属性的固定性与不可分割性。私人产品属于个人掌握和拥有，其产品可分切为可以交易或买卖的部分，谁支付谁拥有，具有直接交换和买卖的性质。而公共产品是固有属性的一部分，具有不可分割性和难以切分性。比如，公园、道路以及绿化植被等是提供给大众进行享用的，没有分割的属性在里面。

第二，公共产品收益的非排他性。私人产品的固有属性属于占有人所有，占有人享有产品或者部分劳务使用权、处置权以及转让权，谁支付谁受益。公共产品从一定意义上讲是公共资源，是政府提供给大众的服务载体和客体，满足公众相关需求也是政府的职能所在，任何人消费公共产品不会排除他人消费。

第三，公共产品消费的非对抗性。公共产品产出后，消费者的增加不会导致生产成本的增加或者递增。由于增加者的边际成本为零，消费者的增加或者减少不会相对应地促使该产品质量和数量上的变化。比如，国防与治安、人口数量的增加或者减少，不会影响任何人享受国防和治安的保驾护航，因此非对抗性也称为非争夺性与非竞争性。

第二节　应急管理概论

人类社会进入 21 世纪以来，全球发生了一系列重大事件：2001年美国的"9·11"恐怖袭击事件、2003 年中国的非典暴发及世界范围内的禽流感流行、2004 年印度洋海啸、2008 年由美国次贷危机引发的全球金融危机和泰国由于领导人更替引发的全国性骚乱、2008年中国四川"5·12"汶川 8.0 级地震、2009 年全球暴发甲型 H1N1流感和 2010 年中国青海"4·14"玉树 7.1 级地震及 2009-2016 年的H7N9 事件。这些事件的多样性、不可预知性和破坏性，对世界各国乃至全人类都产生了深远的影响。如何预防、应对这些事件并尽快消除其影响，即对这些突发事件进行应急管理；如何把应急管理的实践上升为理论，即把应急管理工作理论化，已经成为各国政府和理论界面对的重大课题。

一、应急管理的概念

（一）应急管理的内涵

"应急管理"一词来源于英文 emergency management，是指政府、企业以及其他公共组织，为了保护公众生命财产安全，维护公共安全、环境安全和社会秩序，在突发事件事前、事发、事中、事后所进行的预防、响应、处置、恢复等活动的总称。它有两个方面的含义：一是应急管理贯穿于突发事件的事前、事发、事中、事后的全过程。二是应急管理是事前、事后的管理和事发、事中的应急的有机统一。

应急管理是政府的核心职能之一。它涵盖 4 类活动：预防、减少突发事件的发生；响应、应对突发事件；控制、减轻突发事件的社会危害；清理、消除突发事件的影响。归纳起来，应急管理就是围绕突发事件而展开的预防（Precaution）、响应（Response）、处置（Handling）、恢复（Recovery）活动。

所谓"预防"是指减少影响人类生命、财产的自然或人为风险，提高应对各种突发事件的能力，如实施建筑标准、推行灾害保险、颁布安全法规、制定应急预案、建立预警系统、成立应急中心、进行救援培训、开展应急演练等；所谓"响应"是指突发事件发生时所采取的行动，如研判信息、发布预警、启动应急预案等；所谓"处置"是指采取措施以挽救生命、减少财产损失，如调动资源控制突发事件的扩大、升级，提供医疗援助、组织疏散与搜救等；所谓"恢复"既指按照最低运行标准将重要生产生活支持系统复原的短期行为，也指推动社会生活恢复常态的长期活动，如清理废墟、控制污染、恢复生产、提供灾害失业救助、提供临时住房等。

按照突发事件的发生、发展规律，完整的应急管理过程应包括预防、响应、处置与恢复重建 4 个阶段，分别发生在突发事件的事前、事发、事中和事后，形成一个闭合的循环过程。其中，每一个阶段都要求采取有力的应急管理措施，尽可能地减少突发事件的发生，控制突发事件的升级和扩大。

1. 事前——预防与应急准备阶段

应急管理要贯穿"预防为主"方针。在预防与应急准备阶段，要注意在日常工作中采取措施，着力降低社会应对突发事件的脆弱性，要为应对突发事件做好充分准备。同时，要经常对所在区域进行风险、隐患排查，对危险源进行持续的、动态的监测，并开展有效的风险评估，在风险评估的基础上，进行风险处置。对于即将演变为突发事件的风险、隐患及时预警，使社会公众在突发事件发生前采取避险行动，尽量减少突发事件所带来的损失。

2. 事发——预警与应急响应阶段

应急响应是指在突发事件发生时，应急管理者研判事件信息，启动应急预案，动员协调各方面力量开展应急处置工作。信息研判是至关重要的，一定要快速、准确，以避免应急响应失当。

3. 事中——处置与应急救援阶段

应急处置是指应急管理者在时间、资源的约束条件下，控制突发事件的后果。即突发事件发生后，要尽可能详细地掌握事件情况，迅速按照应急预案的要求，采取有效的救援措施，防止突发事件扩大、升级。

处置过程需要大量的非常规决策。应急管理者需要在极短的时间内和巨大的心理压力下，进行创新性决策，要遵照预案，但又不能固守预案。不遵照预案，就无章可循；固守预案，突发事件的瞬息万变又可能令预案的作用丧失。

4.事后——评估与恢复重建阶段

突发事件处置工作完成后，应急管理者必须清理现场，尽快恢复生产生活秩序，并据此组织各种力量，消除突发事件对社会、经济、环境以及人的心理的影响。

不仅如此，应急管理者还应该开展应急调查、评估，及时总结经验教训；对突发事件发生的原因和相关预防、处置措施进行彻底、系统的调查；对应急管理全过程进行全面的绩效评估，剖析应急管理工作中存在的问题，提出整改措施，并责成有关部门逐项落实，从而提高预防突发事件和应急处置的能力。

（二）应急管理的特点

应急管理是一项重要的公共事务，既是政府的行政管理职能，也是社会公众的法定义务。同时，应急管理活动又有法律的约束，具有与其他行政活动不同的特点。

1.政府主导性

应急管理的主体是政府、企业和其他公共组织，其中的责任主体是政府，政府起主导性作用。政府主导性体现在两个方面：政府主导性是由法律规定的。《中华人民共和国突发事件应对法》规定，县级人民政府对本行政区域内突发事件的应对工作负责，涉及两个以上行政区域的，由有关行政区域共同的上一级人民政府负责，或者由各有关行政区域的上一级人民政府共同负责，从法律上明确界定了政府的责任。政府主导性是由政府的行政管理职能决定的。政府掌管行政资源和大量的社会资源，拥有组织严密的行政组织体系，具有庞大的社会动员能力，这是任何非政府组织和个人无法比拟的行政优势，只有由政府主导，才能动员各种资源和各方面力量开展应急管理。

2. 社会参与性

《中华人民共和国突发事件应对法》规定，公民、法人和其他组织有义务参与突发事件应对工作，从法律上规定了应急管理的全社会义务。尽管政府是应急管理的责任主体，但是没有全社会的共同参与，突发事件应对不可能取得好的效果。例如，我国南方发生的低温雨雪冰冻灾害，就是以政府为主导，广泛动员全社会力量参与，才战胜了突如其来的灾难。

3. 行政强制性

应急管理主要是依靠行使公共权力对突发事件进行管理。公共权力具有强制性，社会成员必须绝对服从。在处置突发事件时，政府应急管理的一些原则、程序和方式将不同于正常状态，权力将更加集中，决策和行政程序将更加简化，一些行政行为将带有更大的强制性。当然，这些非常规的行政行为必须有相应法律法规做保障，应急管理活动既受到法律法规的约束，需正确行使法律法规赋予的应急管理权限，同时又可以以法律法规作为手段，规范和约束管理过程中的行为，确保应急管理措施到位。

4. 目标广泛性

应急管理以维护公共利益、社会大众利益为己任，以保持社会秩序、保障社会安全、维护社会稳定为目标。换句话说，应急管理追求的是社会安全、社会秩序和社会稳定，关注的是包括经济、社会、政治等方面的公共利益和社会大众利益，其出发点和落脚点就是把人民群众的利益放在第一位，保证人民群众生命财产安全，保证人民群众安居乐业，为社会全体公众提供全面优质的公共产品，为全社会提供公平公正的公共服务。

5. 管理局限性

一方面，突发事件的不确定性决定了应急管理的局限性。另一方面，突发事件发生后，尽管管理者做出了正确的决策，但指挥协调和物资供应任务十分繁重，要在极短时间内指挥协调、保障物资，本身就是一件艰巨的工作，特别是一些没有出现过的新的突发事件，物资保障更是难以满足。加之受到突发事件影响的社会公众往往处于紧张、恐慌、激动之中，情绪不稳定，加大了应急管理难度。

（三）应急管理的基本原则和任务

1. 基本原则

应急管理关系到公众的生命和财产安全，涉及政府的应急职能部门，必要时需要多部门联动并协调合作。因此，要把握以下基本原则：

（1）以人为本，安全第一。把保障公众的生命安全和身体健康、最大限度地预防和减少突发事件造成的人员伤亡作为首要任务，切实加强应急救援人员的安全防护工作。

（2）统一领导，分级负责。在党中央、国务院的统一领导下，各级党委、政府负责做好本区域的应急管理工作。在政府应急管理组织的协调下，各相关单位按照各自的职责和权限，负责应急管理和应急处置工作。企业要认真履行安全生产责任主体的职责，建立与政府应急预案和应急机制相匹配的应急体系。

（3）预防为主，防救结合。贯彻落实"预防为主，预防与应急相结合"的原则。做好预防、预测、预警和预报工作，做好常态下的风险评估、物资储备、队伍建设、完善装备、预案演练等工作。

（4）快速反应，协同应对。加强应急队伍建设，加强区域合作和部门合作，建立协调联动机制，形成统一指挥、反应灵敏、功能齐全、协调有序、运转高效的应急管理快速应对机制。充分发挥专业救援力量的骨干作用和社会公众的基础作用。

（5）社会动员，全民参与。发挥政府的主导作用，发挥企事业单位、社区和志愿者队伍的作用，动员企业及全社会的人力、物力和财力，依靠公众力量，形成应对突发事件的合力。同时，增强公众的公共安全和风险防范意识，提高全社会的避险救助能力。

（6）依靠科学，依法规范。采用先进的救援装备和技术，充分发挥专家作用，实行科学民主决策，增强应急救援能力；依法规范应急管理工作，确保应急预案的科学性、权威性和可操作性。

（7）信息公开，引导舆论。在应急管理中，要满足社会公众的知情权，做到信息透明、信息公开，但是，涉及国家机密、商业机密和个人隐私的信息除外。不仅如此，还要积极地对社会公众的舆情进行监控，了解社会公众的所思、所想、所愿，对舆情进行正确、有效的引导。

2. 基本任务

应急管理基本任务概括起来主要有以下 7 个方面：

（1）预防准备。应急管理的首要任务是预防突发事件的发生。要通过应急管理预防行动和准备行动，建立突发事件源头防控机制，建立健全应急管理体制、制度，有效地控制突发事件的发生，做好突发事件的应对工作准备。

（2）预测预警。及时预测突发事件的发生并向社会预警，是减少突发事件损失的最有效措施，也是应急管理的主要工作。采取传统与科技手段相结合的办法进行预测，将突发事件消除在萌芽状态。一旦发现不可消除的突发事件，及时向社会预警。

（3）响应控制。突发事件发生后，能够及时启动应急预案，实施有效的应急救援行动，防止事件的进一步扩大和发展，是应急管理的重中之重。特别是发生在人口稠密区域的突发事件，应快速组织相关应急职能部门联合行动，控制事件继续扩展。

（4）资源协调。应急资源是实施应急救援和事后恢复的基础，应急管理机构应该在合理布局应急资源的前提下，建立科学的资源共享与调配机制，有效利用可用资源，防止在应急救援中出现资源短缺的情况。

（5）抢险救援。确保在应急救援行动中，及时、有序、科学地实施现场抢救和安全转送人员，以降低伤亡率、减少突发事件损失是应急管理的重要任务。特别是突发事件发生的突然性、发生后的迅速扩散以及波及范围广、危害性大的特点，要求应急救援人员及时指挥和组织群众采取各种措施进行自身防护，并迅速撤离危险区域或可能发生危险的区域，同时在撤离过程中积极开展公众自救与互救工作。

（6）信息管理。突发事件信息的管理既是应急响应和应急处置的源头工作，也是避免引起公众恐慌的重要手段。应急管理机构应当以现代信息技术为支撑，如综合信息应急平台，保持信息的畅通，以协调各部门、各单位的工作。

（7）善后恢复。应急处置后，应急管理的重点应该放在安抚受害人员及其家属、稳定局面、清理受灾现场、尽快使系统功能恢复或者部分恢复上，并及时调查突发事件的发生原因和性质，评估危害范围和危害程度。

二、 应急管理的发展历程

应急管理的发展经历了一个从无到有，从单纯的应急到应急与管理并重的过程。从国外应急管理的情况来看，西方国家起步于 20 世纪，现在已经形成了完整的应急管理体系。同样是描述突发事件的预防与应对，欧洲国家和日本多使用"危机管理"（crisis management），而美国、新西兰、澳大利亚则倾向于使用"应急管理"（emergency management），所以本书选择美国和我国作为解析对象。

（一）美国应急管理的发展

1. 应急管理的前期——民防

美国国会于 1916 年颁布了《美国军队拨款法案》，成立了国防理事会，该理事会建立了战争工业委员会，并要求各州成立相应的机构，这标志着美国民防制度的开创，其作用在于避免美国公民遭受战争的打击，并为美国调动一切人力、物力和财力赢得战争提供了制度保证。

第二次世界大战（以下简称"二战"）期间，为确保战时生产的安全，成立应急管理办公室，负责战时生产的安全保卫工作。1941 年，罗斯福取消了联邦国防理事会的机构设置，以民防办公室取而代之。民防办公室下辖 44 个州、1000 个地方国防理事会，为美国赢得二战的胜利立下了汗马功劳。

美国最初的应急管理虽然来源于两次世界大战中成长起来的民防，但它为非战时应急管理积累了宝贵的经验。

2. 应急管理的形成期——备灾与备战

二战结束后，美国与苏联展开了长达半个世纪之久的冷战，美国的民防受到了美苏关系变化的影响。1949 年，应急管理办公室下成立了联邦民防局，主要职责是对民防事务提供技术支持。1951 年 1 月，联邦民防局成为联邦政府的独立机构，并接管了国家安全资源委员会的职责，它所履行的职责与五角大楼在 1950 年成立的国防动员办公室相关。1958 年，联邦民防局与国防动员办公室合并为民防与国防动员办公室。20 世纪 50 年代，美国民防主要侧重战争准备，而非灾难救助。20 世纪 60 年代初，三场大规模的自然灾害引起了美国政府的关注：1960 年，蒙大拿州发生里氏 7.3 级地震，飓风 Donna 袭击佛罗里达西海岸；1961 年，飓风 Carla 袭击了得克萨斯州。美国政府于 1961 年成立了专门应对自然灾害的应急规划办公室（1968 年改称应急准备办公室），其主要职能包括资源调配与利用，灾害救助与恢复，经济稳定与政府的持续性。1971 年，民防办公室更名为防务民事准备局，各州及地方获得的拨款一半用于备战，另一半用于备灾。1977 年，全美州长联合会发表报告《1978 年应急准备计划：最终报告》提出：联邦、州及地方政府建立平等的伙伴关系以推行综合应急管理，创建一个联邦应急机构，其职能包括减缓、准备、响应与恢复，在各州建立相应的机构。1979 年，美国政府成立了联邦应急管理署（FEMA），这在美国应急管理发展史上是一件具有里程碑意义的大事。联邦应急管理署由一系列的联邦部门合并组成，包括国家消防管理局、防务民事准备局、联邦灾害援助局、联邦保险局、联邦广播系统等，赋予了许多新的应急准备与减缓职能。

3. 应急管理的新模式：全力备灾

20 世纪 80 年代末、90 年代初，苏联解体，东欧剧变，苏联核打击战争的威胁淡去，美国成为世界上仅存的超级大国，自然灾害成为各国关注的焦点。

1993 年，美国公共管理国家研究院发表报告《应对巨灾：建立自然及人为灾害中满足人民需要的应急管理系统》，美国总审计署（GAO）也发表了两份报告，分别是《灾害管理：改善国家对巨灾的响应》和《灾害管理：最近发生的灾害表明需要改善国家的响应战略》，这 3 份报告的结论是对应急管理署的改革进行理论探讨。

1992 年，詹姆斯·李·维特执掌应急管理署大权后，在应急管理署进行了大刀阔斧的改革：在内部，他在灾害服务领域大胆地采用新技术，突出强调应急管理的减缓及风险规避的作用；在外部，他加强了与各州及地方的联系，建立了应急管理署与国会、媒体的新型关系。在 1993 年中西部 9 个州的洪灾和 1994 年加州的 Northridge 地震应对工作中，应急管理署采用了新的运作方式和先进技术，反应迅速，应对有力，重新赢得了公众的信心，应急管理的价值与重要性也因此得到提升。

概括起来，美国应急管理经历了 3 个阶段：以应战为主、应战与备灾并重、以备灾为主。

（二）我国应急管理的发展

在我国经济社会发展的漫长过程中，应急管理一直停留在突发事件事中、事后的应对上，真正意义上的应急管理是进入 21 世纪后围绕"一案三制"建设展开的。所谓"一案"就是指应急预案，所谓"三制"就是指应急管理的体制、机制和法制。从 2003 年应对非典事件开始，我国的应急管理取得了长足的发展。

1. 应急管理的萌芽期——灾害应对行动

我国是一个自然灾害频发的国家，在与自然灾害做斗争的长期实践中，公众积累了较丰富的抗击灾害的经验。1949 年新中国成立以前，抗灾基本上由人民群众自发组织，政府主要是兴修大型水利设施，提供灾后救助。1949 年新中国成立以后，政府逐步建立了经济体系和保障体系，政府、企业、公众都加入了应对紧急事件的行列，但也仅限于事后应对。仅仅是一些高危行业和企业制定了应急方案，少数特定部门具备了应急救援力量。但是各种力量和资源都是在各自具体的岗位上发挥特定的作用，职能比较分散，并没有形成体系，人们也没有足够注意应急救援管理体系建设，因而在这个时期该体系几乎没有发挥作用。

这一时期横跨我国几千年的发展进程，其特点是"头病医头、脚病医脚"，停留在一般的灾害应对行动上，应对灾害的主体也是社会公众。

2. 应急管理的形成期——"一案三制"建设

21世纪初，美国发生了震惊世界的"9·11"恐怖袭击事件，世界范围内相继发生禽流感和人禽流感流行事件，应急管理提上了各国政府的议事日程。

2003年我国发生非典事件以后，应急管理得到了政府和公众的高度重视。4月13日，在全国防非典工作会议上，温家宝总理提出要沉着应对、措施果断，依靠科学、有效防治，加强合作、完善机制，要做到中央统一指挥，地方分级负责；依法规范管理，保证快速反应；完善检测体系，提高预警能力；改善基础条件，保障持续运行。7月28日，在抗击非典表彰大会上，党中央、国务院第一次明确提出，政府管理除了常态以外，要高度重视非常态管理。同年11月，国务院成立了应急预案工作小组，重点推动突发事件应急预案编制工作和应急体制、机制、法制建设。

2004年3月，国务院办公厅在郑州市召开"部分省（市）及大城市制定完善应急预案工作座谈会"，确定把围绕"一案三制"开展应急管理体系建设，制定突发事件应急预案，建立健全应对突发事件的体制、机制和法制，提高政府处置突发事件的能力，作为当年政府工作的重要内容。4月和5月，国务院办公厅印发了《国务院有关部门和单位制定和修订突发公共事件应急预案框架指南》和《省（区、市）人民政府突发公共事件总体应急预案框架指南》。

2005 年 4 月，国务院国发〔2005〕11 号文件正式下发《国家突发公共事件总体应急预案》。5 月，中央军委召开军队处置突发事件应急指挥机制会议，国务院、中央军委公布《军队参加抢险救灾条例》。7 月，国务院在北京召开第一次全国应急管理工作会议，明确了加强应急管理工作要遵循的原则，包括健全体制、明确责任，居安思危、预防为主，强化法制、依靠科技，协同应对、快速反应，加强基层、全民参与。会议要求各地成立应急管理机构。这次会议标志着我国应急管理工作进入一个新的历史阶段。12 月，国务院成立应急管理机构，即国务院应急管理办公室（国务院总值班室），履行值守应急、信息汇总和综合协调的职能。

这一时期跨度不长，但应急管理发展快速，其特点是自上而下推动应急管理建设，应急预案建设和应急体制、机制、法制建设框架基本形成。

3. 应急管理的强化期——整合力量建设能力

2006 年，十届人大四次会议审议通过的《中华人民共和国国民经济和社会发展第十一个五年规划纲要》将公共安全建设列为专节，应急管理首次列入国家经济社会发展规划。4 月，国务院出台《关于全面加强应急管理工作的意见》，提出了加强"一案三制"工作的具体措施。5 月，国务院常务会议原则通过《中华人民共和国突发事件应对法（草案）》。7 月，国务院召开第二次全国应急管理工作会议，提出：在"十一五"期间，建成覆盖各地区、各行业、各单位的应急预案体系；健全分类管理、分级负责、条块结合、属地为主的应急管理体制；构建统一指挥、反应灵敏、协调有序、运转高效的应急管理机制；完善应急管理法律法规；建设突发事件预警预报信息系统和专业化、社会化相结合的应急管理保障体系；形成政府主导、部门协调、军队和地方结合、全社会共同参与的应急管理工作格局。9 月，召开中央企业应急管理和预案编制工作现场会，推动应急管理"进企业"工作。12 月，成立国务院应急管理专家组。

2007 年 5 月，国务院在浙江诸暨召开全国基层应急管理工作座谈会，提出要建立"横向到边、纵向到底"的应急预案体系；建立健全基层应急管理组织体系，将应急管理工作纳入干部政绩考核体系；建设"政府统筹协调、群众广泛参与、防范严密到位、处置快捷高效"的基层应急管理工作体制；深入开展科普宣教和应急演练活动；建立专兼结合的基层综合应急队伍；尽快制定完善相关法规政策。8 月，发布实施《中华人民共和国突发事件应对法》，在规范化、制度化和法制化的道路上迈出了重大步伐。9 月，召开全国贯彻实施《中华人民共和国突发事件应对法》电视电话会议。

2008 年，我国应急管理建设经受了南方低温雨雪冰冻灾害和四川汶川"5·12"地震的严峻考验。6 月，国务院颁布了《汶川地震恢复重建条例》。10 月，在全国抗震救灾总结表彰大会上，胡锦涛总书记评价这次抗震救灾有 3 个历史之最：是中国历史上救援速度最快、动员范围最广、投入力度最大的抗震救灾斗争。

2013 年的"11·22"中石化东黄输油管道泄漏爆炸事故，暴露出前期城市规划和公共基础设施建设中存在缺乏统一规划、施工建设混乱的突出问题。这些问题预示着未来新型城镇化推进进程中的防灾减灾工作任重而道远。

从"10·28"金水桥事件、昆明"3·01"暴恐事件开始，暴力恐怖案件呈现出从边疆向内地蔓延的趋势。近期在沈阳、石家庄、温州等城市连续破获几起暴恐分子的破坏活动，说明今后内地城市面临的恐怖袭击风险正在增大。同时，从全球范围看，国际恐怖活动呈现频率反弹、地域扩大的总体趋势。"伊斯兰国"去年以来异军突起，参与其中的"东突"恐怖分子回流给国内安全带来严峻挑战。随着未来"一带一路"战略构想的逐步落实，应高度警惕和防范沿途处于"不稳定之弧"国家的"输入型"恐怖活动对国内安全带来的威胁。

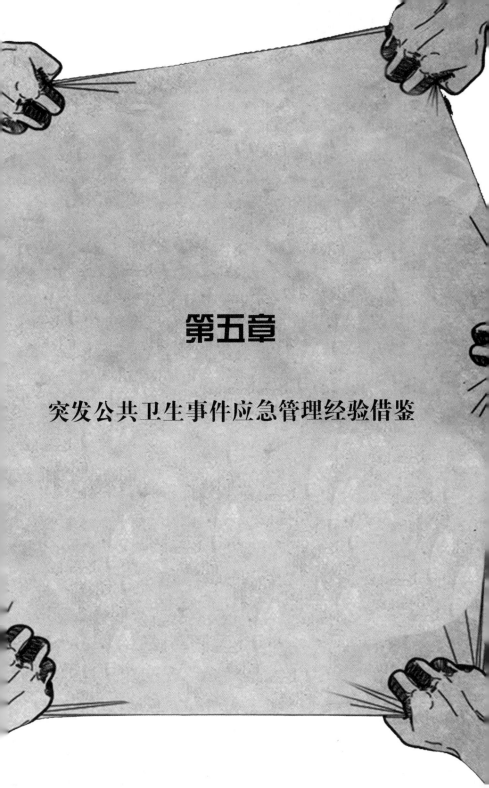

第五章

突发公共卫生事件应急管理经验借鉴

在全球突发公共卫生事件应急处理体系中，发达国家如美国、英国、澳大利亚、瑞士以及新加坡、日本等国家的应急处理能力首屈一指。这些发达国家不断建设和完善其突发公共卫生事件应急处理系统，已经成为一个全方位、立体化、多层次和综合性的应急管理网络，其先进的管理体系值得借鉴。

第一节　国内外突发公共卫生事件应急管理特色分析

随着改革开放的不断深化，我国既面临着前所未有的发展机遇，也处于矛盾的凸显期。近几年我国突发公共卫生事件接连发生，因此，我国的应急管理机制不容乐观。通过分析各国管理经验，能对我国应急管理带来借鉴。

一、各国突发公共卫生事件管理分析

美国一向注重突发事件的预防与管理等环节的发展建设，特别是在经历了"9·11"和炭疽袭击事件以后，政府加大了投入力度，使应对突发公共卫生事件能力大大加强。

美国传统的公共卫生体系是以"联邦—州—地方"三级公共卫生部门为基本架构的，管理运行模式是垂直式管理体系，即 CDC（美国疾病控制和预防中心）—HRSA（卫生资源和服务部）—MMRS（城市医疗应对系统）。同时，美国完整的立法体系对在防范和应对中的主管部门以及具体措施等做出了详细的规定。而目前，美国在六个方面完善突发公共卫生事件应对系统：1.公共卫生领域的准备和预警能力；2.流行病监测；3.科学研究和实验；4.公众健康警报网络；5.公共卫生领域的沟通和信息传递；6.教育和培训。

可见，美国突发事件管理(包含公共卫生突发事件)发展较早，同时也是世界上突发事件管理体系发展得最为完善、公共卫生技术和设备最为先进的国家之一。

英国的公共卫生体系分为两层，即由中央、地方两大部分组成，一为战略层，由卫生部及其下设机构负责，还包括地区公共卫生行政机构和公共卫生应急计划顾问委员会；二为执行层，由国民健康服务系统(NHS)及其委托机构开展。英国更多的公共卫生突发事件应对职能从 NHS 系统的卫生局转向基本医疗委托机构(EPCTU)。具体职能是向公众及政府提供信息和政策建议；在传染病等领域支持 NHS 运作；监测公共卫生领域的威胁，提供快速应对；开展研发，教育和培训等活动。

在日本,突发公共卫生事件应急管理体系由主管健康卫生、福利、劳保的厚生劳动省负责建立并以之为核心，而且同时被纳入整个国家危机管理体系。日本的突发公共卫生事件应急管理体系覆盖面很广，包括了劳动省、派驻地区分局、检疫所、国立大学医学系和附属医院、国立医院、国立疗养所、国立研究所。同时，日本的其他所属部门如消防、警察、通信、铁道、煤气等，也按照各自的突发事件管理实施要领相互配合。值得一提的是，已有 80 年历史的日本保健所，配置合理、设备先进、具有丰富的卫生行政管理经验和专业全面的医疗技术，而且熟悉辖区内医疗卫生情况，非常适应突发公共卫生事件意外性、区域性的特点。

新加坡的卫生服务提供由公立和私立双重系统组成。公立系统由政府管理，私立系统由私营医院和诊所提供服务。虽然不像我国建立起了一个独立的卫生应急系统来处理突发公共卫生事件，但是在 SARS 事件中，新加坡应对的措施从头至尾都是值得效仿的，其政府迅速反应，部门通力合作、利用科技手段，实行隔离措施、严格执行法令，有效控制传播、提高危机意识，社会秩序稳定得到了世界各国的肯定。

在 SARS 之后，我国抛开了之前的分部门管理模式，采取了建立统一指挥的卫生应急管理系统。国务院卫生行政部门设立卫生应急办公室（突发公共卫生事件应急指挥中心），负责全国突发公共卫生事件应急处理的日常管理工作。我国对待突发公共卫生事件遵循的原则是：中央统一指挥，地方分级负责；依法规范管理，保证快速反应；完善监测体系，提高预警能力；改善基础硬件，保障持续运行。同时，在政策体系方面，我国制定了相关法律法规，如《突发公共卫生事件应急条例》《突发事件应对法》等；应急预案如《国家突发公共卫生事件总体应急预案》等；有效的检测系统、信息报告以及信息发布和广泛的交流合作。

二、我国突发公共卫生事件应急管理特色

自我国出现 SARS 以后，各级政府就重视了对突发公共卫生事件应急管理的研究，并且进行了相关应急措施、管理方法和制度等方面的建设，并且通过了《突发公共卫生事件应急条例》等相关的规范性文件，从而使我国突发公共卫生事件的应急能力得到很大的提升，并且使其应急管理工作也取得了很大的进展。对其现状主要从以下几个方面进行分析：

（一）相关应急机构的建设

为了加强我国突发公共卫生事件的应急管理，我国政府加大了

相关应急机构的建设，在卫生部设立了卫生应急办公室，并且在各级政府也设立了突发公共卫生事件的应急办公室，在各卫生单位成立了突发卫生事件的应急处理部门，从而形成了自上而下的、政府领导指挥的、各部门协调的应急机构体系和网络。另外还建设了卫生部门与其他部门之间的协调机制，这样就可以在发生突发卫生事件时，各地卫生部门在上级的领导下，在其他各部门的协调配合下，迅速有效地展开应急工作。

（二）监测预警和应急预案体系的建设

我国加强了检测预警和应急预案体系的建设，在各级卫生机构都建立了突发卫生事件办公室，并且将网络充分运用到监测体系中，当一开始发生突发疾病时，就通过网络进行通报，这样就能很好地进行相关卫生事件的监测预警。我国的卫生部和各级政府都建立了突发卫生事件的应急预案，根据突发卫生事件的严重程度进行了详细的分类，从而可以对突发卫生事件进行合理应急措施的实施。

（三）应急专业人才队伍的建设

我国已经通过了加大相关应急人才的培训和指导，也编制出版了相应的教材，从基础上就重视应急专业人才的培养。并且把医疗机构中医术水平较高、经验较丰富的医师和医护人员组织起来，进行相应的模拟训练，而且还配备必要的应急设备等，增强应急专业人才队伍的水平。

（四）应急知识的宣传

对突发卫生事件的应急知识进行了大量的宣传，从而提高了人们自救、互救等的应急意识和应急能力。并且还通过海报、网络以及宣传手册等进行应急知识的宣传。

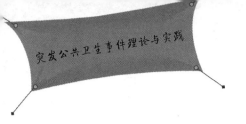

第二节 国内外突发公共卫生事件应急管理经验借鉴

2004 年地方性口蹄疫等新染病层出不穷、2008 年"三聚氰胺"事件令国人震惊、2009 年中国首例甲型 H1N1 流感染迅速、2011 年"蒙牛牛奶被检出致癌物黄曲霉素"产生中国奶制品信任危机、2012 年手足口病和食物中毒人数大增、2013-2016 年的 H7N9 型禽流感……在这些突发公共卫生事件处理的过程中，暴露出我国与发达国家的差距。在世界范围内的公共卫生应急管理典范国家中，美国、英国、俄罗斯等国家的先进模式对我国有很大的借鉴意义。

一、国外突发公共卫生事件应急管理经验分析

（一）美国

当前，在全球化的应急管理防控体系中，美国突发事件监测预警能力和应急协调水平世界公认首屈一指。全球顶级风险咨询公司（香港 PERC）2012 年统计世界各国应对重大疾病和传染疾病能力报告显示，美国均以高分指标位列第一。美国一直高度重视卫生网络系统和应急协调体系的建设，特别是"9·11"和炭疽袭击事件发生后，美国进一步加强了应急领域的财政投入力度，调集更广泛的资源应对一切突发事件。美国经过近百年的疾病预防控制体系建设，逐步完善了公共卫生网络化管理模式，多层次与综合性的突卫事件应对机制成熟运转，SARS 和 2009 年 H1N1 的全球化肆虐，美国创

造国民零死亡记录，"早发现，早治疗，疫情信息及时播报，多部门协作，隔离监测"的防控措施保障了美国免于流感病毒的严重侵害。美国特色鲜明的突卫事件的应急防范网络主要由下面五个系统构成：1.公共卫生信息系统（应急决策指挥中心、疾病监测反馈系统、城市疾控症状预警系统、医疗临床信息系统）。2.公共卫生实验室快速诊断应急网络系统（三级管理、检验检疫与临床试验）。3.现场流行病学调查控制机动队伍和网络系统（疫情的综合调查和情报信息的及时传达）。4.全国大都市医学应急网络系统（传染病科室的巨额财政支持，传染病防治的各类研究和应对）。5.全国医药器械应急物品救援快速反应系统。

（二）英国

英国应对卫生事件的管理层级设置为两个，一是中央层面（战略层），二是地方层面（执行层）。战略层级［卫生部及其管理的突发事件战略规划协调机构（EPCU）］主要负责卫生政策的制定与终结疫情的研究和判断、信息系统的构建和传达、应急协调和协作。执行层面：［民健康服务系统（NHS）及其授权机构］主要负责具体事件的应对、提供医疗服务与卫生保健职能。近几年英国面临突卫事件频发的尴尬境地，从疯牛病的全球蔓延到口蹄疫的不断扩散，从猪瘟的疯狂传播再到流感的广泛传染，从SARS的波及到对畜牧业的严重损害等，英国不断汲取经验教训，调整应对模式和管理机构，专门成立健康保护机构（HPA），减少突发事件对国人的危害，保护国民健康，进一步巩固和完善从中央到地方的垂直公共卫生应对体系，构筑权威化、专业化、科学化的突发卫生事件应对体系的综合框架。

（三）加拿大

加拿大的突卫事件应急管理机制是国家安全应急机制的重要组成环节，突卫事件应急行政管理框架总体上分为三个层级：第一，联邦政府国防部下设应急管理局作为公共卫生事件的日常管理机构，主要负责日常卫生应急协调指挥工作、卫生应急准备和动员工作。第二，省（地区）下设卫生应急组织，负责本辖区的整体公共卫生应急和组织工作。第三，在地方有卫生应急运营中心负责现场的资源调配和应急管理，按照联邦政府和省（地区）的准备机制的预设内容和卫生保障计划进行直接运营操作。值得注意的是，为了避免职能交叉和权责不清，更好地授权地方处理突发卫生事件，按照加拿大的相关法律和规范，联邦政府国防部下设应急管理局没有权力进行直接领导以下两级突发事件的处理，只有省（地区）和地方提出支援申请和要求时才能参与其中管理。

（四）俄罗斯

俄罗斯与我国在经济社会发展以及社会转型方面具体共通性。由于突发事件的频发促使俄罗斯广泛关注在公共、卫生、经济金融以及国家安全方面的突发事件，在突发事件的应对和处理方面积累了丰富的经验，逐步形成目前以总统为核心的突发事件应急管理模式。总统在突发事件的处理中处于关键地位。总统和联邦安全会议（"大安全"）扮演着指挥决策的作用，政府部门和专业职能机构相互协作、密切配合。俄罗斯总统在履行国家元首和军队统帅职责的同时，还具有相当大的行政权力和部分立法权力，在突发事件中高度集权的固有职责可以促使危机事件高速解决，调集一切力量和资源应对突发事件。作为俄罗斯国家战略安全重要机构的联邦安全会议在危机事件中同样作用显著，以其特殊的职责发挥着中枢指挥的效用。

（五）日本

日本历来重视预防工作，在预防工作中起主导作用的是分布于全国各地的保健所。日本每年通过厚生省及其所属的健康政策局、保健医疗局、生活卫生局、药务局及老人保健福利部等六个部门联合公布"实务卫生行政六法"，实施法制化管理，各项卫生医疗法规配套健全。日本的公共卫生管理与服务体系基本上由三级政府二大系统通过纵向行业系统管理和分地区管理形成全国突发公共卫生事件应急管理网络。这一系统同时被纳入整个国家危机管理体系。在日本突发公共卫生应急处理系统中，消防（急救）、警察、医师会、医疗机构协会、通信、铁道、电力、煤气、供水等部门按照各自的危机管理实施要领相互配合。

二、国外突发公共卫生事件应急管理经验启示

（一）危机具有突发性、不确定性、危险性大和危害范围大等特点

危害的范围大，涉及面广，仅仅依靠一个政府部门或一级政府是不能有效控制与处理的。从横向来看，危机管理工作涉及绝大多数的政府部门；从纵向来看，上下级政府系统必须协同管理。为了更好地协调各级政府和部门，政府应该在常设危机管理机构中强化公共卫生管理职能，协调各级政府和职能部门共同应对，这样才能更好地发挥群体的力量来高效、协同应对危机，防止在危机暴发时各职能部门、各级政府之间相互推诿。在这方面，美国等国家都已经设立了相应的机构。美国政府的危机管理体系是在经历各种危机事件的冲击过程中不断成熟的。美国突发公共卫生事件危机管理不仅在国家和地方都有完备的危机管理组织体系，而且形成了以卫生

部为主体、其他联邦部门为辅的危机应对网络协作系统。对于突发公共卫生事件，英国设立了由卫生部、EPCU、NHS 和 PCT 等常设机构一起组成的应对突发公共卫生事件危机管理体系。我国地方政府应该设立常设危机管理机构，从省、市一级分布至基层，该机构专职处理危机的协调与管理，当危机事件发生时迅速采取对应措施，调动社会资源来处理危机。要特别注重建立多部门多领域和多层次、协作的工作机制。

（二）建立以"预防为主"的预警和应急响应体系

发达国家把"预防为主"放到首要位置，美国以及日本通过疾病监测反馈系统、城市疾控症状预警系统等制定详实有效的卫生预案和应急规划，进行数据模拟和分析，一旦疫情发生，可以按照预设防控措施和方案进行隔离，自上而下形成良好的应急响应体系，将危机事态的蔓延和发展控制在最小范围内。突发事件的复杂性和频发性越加明显，需要监测预警和应急响应体系不断升级，更需要"预防为主"的观念深入人心。美国的危机管理机构如国土安全部、FEMA 都制订了清晰的危机应对计划。英国卫生部编制的关于重大突发事件的法律，要求所有卫生服务组织都必须制订应对计划。英国国民健康服务体系和基本医疗委托机构制订的突发事件应对计划包括执行程序、日常训练、应急反应预案等。危机应对运作管理计划和预案的制订大大提高了政府应对危机事件的能力和效率，随着危机事件的频度和复杂性越来越高，计划和预案也必需不断更新与完善。英国突发公共卫生事件危机的响应以初级保健联合体为核心，这实际上是以社区为中心、自下而上的快速响应体系。美国和英国都建设了高度灵敏的传染病监控和预警系统，某种新型病毒产生了，美国和英国都能在第一时间发现，迅速采取措施，隔离现场、分析病毒，及时遏制危机事件。

（三）建立突发公共卫生事件信息传播机制

信息传播机制（卫生信息的发布与通告）是发达国家应对突发事件的典范经验，美国与英国非常重视与媒体机构的沟通，卫生事件与危机问题一旦暴发，及时通过媒体和网络平台向公众和社会发布防控信息，通过疫情的播报和传播还原事情真相和处理进展。发达国家在突发卫生事件中不但公开危机真相，还会通过切实可行的方式邀请媒体等大众传媒参与其中，改善与民众的沟通方式通过媒体架起互通式交流的桥梁。

（四）明晰各突发事件应急管理

发达国家完善的突发事件应急管理体系明确了中央和地方的职责所在，确定了各层级之间以及各个机构之间的职能、问题，通过立法和规范的方式明确权责划分。各级应急管理组织权责问题是完善多领域、跨部门和深层次合作的基础，相当一部分突发事件源于地方和省市，这就需要地方权责的统一和规范，避免推诿失职以及职能交叉等问题的发生。权责的明晰，可以高效及时地处理和应对突发事件。

（五）建立完善的应急全程管理机制

美国、俄罗斯、英国、加拿大等国家突发卫生事件应急能力处于领先地位，是因为他们卫生应急全程管理的科学化和高效化，权威化的指挥调度体系、科学化的预警监测体系、效能化的应急处理机制、及时公开的信息传播机制、充足的经费物资保障体系以及专业性的医疗救助体系都是发达国家公共卫生应急管理的典型特征，重视法制约束，强调全民参与和媒体介入，深化国际交流与合作，这些都是发达国家在卫生应急全程管理中实施的具体化措施。

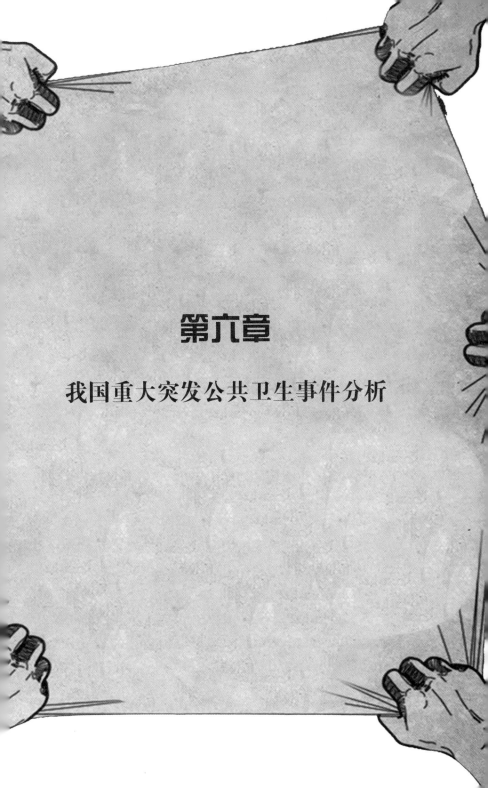

第六章

我国重大突发公共卫生事件分析

随着全球一体化和信息多元化的发展，日益突出的突发公共卫生事件已经成为所有国家或政府都必须认真对待的重大问题。近期发生的事件，不仅是一次恶性疫病的传播，更已发展成为开放和信息多元化背景下的全球性公共事务危机，这不仅对我国的政府治理结构和治理能力提出重大挑战，而且也对全球协同应对危机的能力构成了严峻考验。公元 165-180 年，瑞典病理学家 FolkeHenschen 说过："人类的历史即其疾病的历史。"疾病或传染病大流行伴随着人类文明进程而来，并对人类文明产生深刻而全面的影响，它往往比战争、革命、暴动还要剧烈，因为它直接打击了文明的核心和根本——人类本身，打击了他们的身体，打击了他们的心灵。人类一次次地征服疾病，疾病也一次次地变换"手法"。人类文明每一次战胜这些挑战，就又获得了更强有力的技术手段和社会组织方式。

第一节　重大突发公共卫生事件全程管理分析

所谓重大突发公共卫生事件有三种：其一是微生物因素——包括病毒和细菌引起的，埃博拉疫情是埃博拉病毒，艾滋病是 HIV 病毒，都是微生物中的病毒导致的传染病；其二是中毒引发，例如投毒事件；其三则是由放射性元素所引发。

随着改革开放的不断深化，我国既面临着前所未有的发展机遇，也处于矛盾的凸显期。近几年我国突发公共卫生事件接连发生，因此，我国的应急管理机制不容乐观。

我国近十年影响较大的突发公共卫生事件

2008 年的四川汶川大地震和三鹿奶粉添加三聚氰胺致婴幼患病、死亡事件。2009 年新发现的传染病——甲型 H1N1 流感，再次席卷了包括中国在内的全球。2010 年青海玉树地震。

我国突发公共卫生事件管理框架

在 SARS 之后，我国抛开了之前的分部门管理模式，采取了建立统一指挥的卫生应急管理系统。国务院卫生行政部门设立卫生应急办公室（突发公共卫生事件应急指挥中心），负责全国突发公共卫生事件应急处理的日常管理工作。我国对待突发公共卫生事件遵循的原则是：中央统一指挥，地方分级负责；依法规范管理，保证快速反应；完善监测体系，提高预警能力；改善基础硬件，保障持续运行。同时，在政策体系方面，我国制定了相关法律法规，如《突发公共卫生事件应急条例》《突发事件应对法》等；应急预案如《国家突发公共卫生事件总体应急预案》等。有效的检测系统、信息报告以及信息发布和广泛的交流合作。

在重大突发卫生事件发生之后，当地的卫生防疫部门会将情况逐级上报，直至国家疾病预防控制中心。当然，在今天，情况上传不仅仅是卫生部门的事情，环保、公安等单位都兼负有责任。从此，我国重大灾情、重大疫情及其他突发公共卫生事件报告将逐步改变传统的逐级上报方式，通过网络构筑的平台，使国家各级卫生行政部门与疾病控制机构均可于同一时间及时获得情报，进而协同处理。

那么，多严重的疫情才能"惊动"国家级防疫机构呢？主要从两方面来看：首先是对于公共健康影响的大小，如是否可能造成大规模的传染；第二则是对社会安全影响的大小，在这里，死亡人数则是衡量的重要指标之一。另外值得注意的是，有些情况表面上看虽小，没有造成人员损失，但其潜在威胁大。诸如一种不明传染病，也会受到国家重视。

国家疾病预防控制中心的动作是迅速的。南京投毒案发生的当天，有关人员就到达了现场。另据介绍，在有关专家到达现场后，主要完成以下工作：首先是指导救援，与此同时要尽快查清病因，并迅速制定处理措施。善后的事情，则由当地政府组织卫生、环保、公安等部门进行处理。

与其他重大突发公共卫生事件的处理相比，中国对于传染病的控制最为成熟，这方面已经有法可依。《中华人民共和国传染病防治法》在其实施办法中，可以看到有关应急措施：类传染病（如炭疽）暴发时，县级以上地方政府报经上一级地方政府决定，可以宣布疫区。在疫区内可以采取下列紧急措施：限制或者停止集市、集会、影剧院演出或者其他人群聚集的活动；停工、停业、停课；临时征用房屋、交通工具；封闭被传染病病原体污染的公共饮用水源。当地政府应当根据传染病疫情控制的需要，组织卫生、医药、公安、广电等部门采取下列预防、控制措施：对病人进行抢救、隔离治疗；加强粪便管理，清除垃圾、污物；加强自来水和其他饮用水的管理，保护饮用水源；消除病媒昆虫、钉螺、鼠类及其他染疫动物。

为了进一步加强对重大突发公共卫生事件的监控处理，国家疾病预防控制中心宣告成立。该中心以中国预防医学科学院为主体组建，下设传染病、病毒病、卫生与中毒控制等 12 个专业所（中心）。中心还设置了疾病控制与应急处理办公室（简称疾控办），其主要职能之一，就是组织实施公共卫生突发事件应急处理及救灾防病工作。该中心还掌握有一个庞大的专家库，几乎囊括了国内公共卫生方面的权威人士。一旦有情况出现，就可以从专家库中抽调人员，迅速赶到现场。

"9·11"事件之后，世界各国将突发公共卫生事件的处理提到新的高度。人与人之间的纷争、生意上的竞争等因素，都有可能造成类似事件的发生。我们的对策不仅仅是应变和处理，更重要的应该是预防。

一、我国重大突发公共卫生事件报告管理制度

突发事件发生后，要按《突发公共卫生事件应急条例》《突发公共卫生事件与传染病疫情监测信息报告管理办法》和省有关部门规定的程序和时限报告，同时启动《突发公共卫生事件报告管理信息系统》报告相关信息。

（一）责任报告单位和报告人

1.责任报告单位：区人民政府，卫生行政部门及其指定的突发事件监测机构(疾病预防控制中心、卫生监督所，下同)，各级医疗卫生机构以及突发事件发生单位、与群众健康和卫生保健工作有密切关系的机构，如环境保护监测机构和药品监督检验机构等有关单位为突发事件责任报告单位。

2.责任报告人：执行职务的各级各类医疗卫生机构的医务人员，以及有关部门和单位的相关工作人员为突发事件的责任报告人。任何单位和个人对突发事件，不得隐瞒、缓报、谎报或授意他人隐瞒、缓报、谎报。

（二）报告程序和时限

医疗卫生机构、有关单位和个人发现突发事件，应在 2 小时内向所在地突发事件监测机构报告，同时向区卫生行政部门报告。突发事件监测机构接到或发现突发事件，应在 2 小时内向上级突发事件监测报告机构报告，同时向同级卫生行政部门报告。接到报告的

区卫生行政部门应当在 2 小时内向本级人民政府报告，并同时向上级卫生行政部门报告。区人民政府应当在接到报告后 2 小时内向市人民政府报告。传染病暴发、流行期间，或者群体性不明原因疾病蔓延期间，对疫情实行日报告制度和零报告制度。

（三）报告方式

责任报告单位和责任报告人发现突发事件后，应以最快的方式报告，并及时报告书面材料。其中医疗卫生机构、突发事件监测机构发现突发事件后，同时应立即通过国家救灾防病与突发公共卫生事件报告管理信息系统实行网络直报。

（四）报告内容

根据突发事件的发生、发展、处置进程等，每一起突发事件必须做初次报告、阶段报告、总结报告。初次报告要快，阶段报告要新，总结报告要全。

初次报告要求在发现和报告突发事件后 6 小时内完成。初次报告必须报告的信息有突发事件类型和特征、发生地点、时间和范围、受害人数、事件的地区分布以及已采取的相关措施等内容。阶段报告应根据事件的进程变化或上级要求随时上报，应报告事件的发展与变化、处置进程、事件的原因或可能因素。在阶段报告中既要报告新发生的情况，同时对初次报告的情况进行补充和修正。总结报告应在事件处理结束后 7 个工作日内上报，应对事件的发生和处理情况进行总结，分析其原因和影响因素，并提出今后对类似事件的防范和处置建议。

二、我国应对重大突发公共卫生事件的处理对策

突发公共卫生事件往往导致人群的死亡、局部社会动荡不安，对国家政权巩固及经济发展等有极为严重的影响，因此，对于突发

公共卫生事件需高度重视，妥善处理。相信 SARS、甲型 H1N1 疫情仍然被整个社会深刻地记忆着，这些突发、严重的公共卫生事件对社会造成了严重的影响，在面对此类突发公共卫生事件的应对、处理和历史经验的教训上不难发现，我国在处理对策及应对体系方面仍需继续探索。

（一）我国突发公共卫生事件处理体系构成

突发公共卫生事件应急处理主要由预警系统、组织指挥系统、应急处理系统、技术支持系统、后勤保障系统及督察督导工作系统这六大系统组成。这几大系统在政府信息网络的支持下，形成"政府主导、多部门配合、全社会参与"，具有组织指挥军事化、应急处理手段现代化、处理效果考核考评可量化、督导督察限时化等特点。每个应急系统下面都下辖多个管制部门或单位，依照突发公共卫生事件的等级进行分级处理，统一指挥。

（二）我国突发公共卫生事件面临的挑战

在工作实践和研究中，我国突发公共卫生事件在处置上仍缺乏一定的规范和标准化的操作与管理，主要有以下几个方面：

1. 在重大突发公共卫生事件时，缺少权威性的指挥协调机构，而且相关部门及其职能部不明确，往往出现各单位各自为战、职责不清的情况，浪费资源的同时，也无法及时、高效地应对突发公共卫生事件。

2. 工作步骤随意性较大，信息流动不畅。信息来源于多个部门且缺乏统一标准和共享机制，造成无法获得准确、全面的数据，因而在处置突发事件时难以做出综合分析和评价。

3. 相关人力队伍、设备与技术物资储备、经费等资源无法满足处理突发卫生事件的需要。主要是因为长期以来投入不足，造成工作环境和条件落后，疾控队伍建设滞后，同时检测设备、交通及防护等设备储备不足，致使对各种新型疾病无法快速鉴别、从速处理。

4.缺乏相关绩效考评体系。一直以来，对于突发公共卫生事件处置的工作数量、质量使用单指标评估和模糊的定性评价，缺乏比较精确的指标体系和总体结果监控指标的评价。

5.针对类似非典的新的"群体性不明原因"的传染病，还需要完善相关立法。《传染病防治法》和《突发公共卫生事件应急条例》的某些规定未能更加具体地体现；在非典预防和控制工作过程中暴露出的一些薄弱环节，也急需强化相关法律制度。

（三）突发公共卫生事件处理的对策

突发公共卫生事件是否能够得到妥善的处理，关系重大，所以在处理突发公共卫生事件的过程中，需从以下几个方面进行：

1.应急处理的准备

相关单位或部门在得到有关突发公共卫生事件具体信息的同时，应当立即启动相应的程序，根据突发公共卫生事件的具体信息，进行救灾物资、人员的征调及交通工具和相关设施的运输等，快速、高效、全面地做出应急处置，否则，将会给人民生命安全及国家发展带来严重的后果。鉴于此，应急设备、药品及医疗器械等重要物资必须有足够的储量。

2.突发公共卫生事件日常监测和报告

监测最主要的目的就是预警，有效的监测系统的关键是查明、监测并提供之前突发公共卫生事件的暴发和传染等信息。一个有足够能力应对突发公共卫生事件的危机管理监测系统，可以满足迅速扩大的监测需求，使其能够适应不同类型的突发公共卫生事件的预警。在面对大规模的突发公共卫生事件暴发时，监测系统还必须具有足够的灵活性，以监测和识别由此引起的其他传染性疾病，以及更大规模的危害人类生命安全事件。此外，监控系统需要相关机构或部门分享所收集的数据等情报来指导风险评估，从而对突发公共卫生事件进行医疗卫生保健规划和公共卫生干预的反应。相关部门应将监测结果时时进行上报，且予以公示，不得有瞒报、缓报、谎报或者授意他人进行此类虚假延后的报告。此外，对于新型的突发传染疾病，应及时组织技术力量开展相关监测及培训工作。

3. 突发公共卫生事件应急体系的运行

处理突发公共卫生事件是一项非常复杂的工作，单靠几个人或者单个部门是很难完成的，所以要想处理好一项突发公共卫生事件，就必须靠多个部门协调完成。由于各个部门是相对独立的，而且他们有各自的组织结构和运作情况，要让他们兼容不是容易的事情，所以就需要危机协调机构来进行居中协调。危机协调机构的工作就是在危机发生前后对所涉及的部门进行协调，尽快促进各个部门采取行动，调动处理危机所需要的资源，在尽可能地使危机事件得到最快解决的同时使部门之间所存在的矛盾降到最低。所以要想做好应急卫生评价工作，政府相关部门加强完善危机协调机构是非常必要的。

4. 突发公共卫生事件应急处理的激励

突发公共卫生事件结束后，各级卫生行政部门应在本级人民政府的领导下，组织有关人员对突发公共卫生事件的处理情况进行评估。主要包括事件概况、现场调查处理概况、病人救治情况、所采取措施的效果评价、应急处理过程中存在的问题和取得的经验及改进建议。评估报告上报本级人民政府和上一级人民政府卫生行政部门。对参加突发公共卫生事件应急处理做出贡献的先进集体和个人进行联合表彰；民政部门对在突发公共卫生事件应急处理工作中英勇献身的人员，按有关规定追认为烈士，按照国家有关规定，给予相应的补助和抚恤；对参加应急处理一线工作的专业技术人员应根据工作需要制订合理的补助标准，给予补助。

突发公共卫生事件具有突发性、难以预知性、群体性、多样性、复杂性、国际性及严重性等特点，要求相关责任部门或单位认真细致地做好本职工作，坚持以预防为主、常备不懈的态度，依靠科学、加强合作的精神为工作原则，实现群防群控。

第二节　突发公共卫生事件应急管理存在的问题

2003 年的 SARS、2009 年的甲型 H1N1 流感，给全球的危机管理带来挑战。从 2008 年的冰雪灾害、2008 年的汶川特大地震到 2009 年的甲型 H1N1 流感到近几年的 H7N9 事件，我国一次又一次地面临着严峻的考验。突发公共卫生事件应急管理成为一个世界性的课题，受到各国政府的高度重视。我国加快了公共卫生体系建设的步伐，加强了公共卫生应急管理，取得了很大的成绩，但依然存在一些不适应、不完善的地方。

一、突发公共卫生事件应急管理存在的问题

（一）应急管理体系建设不够健全，应急能力不够强

目前我国公共卫生应急管理组织网络还不够健全，特别是在基层，一些地区和单位尚未建立起承担综合协调管理的应急工作机构，

应急管理人员不足，应急工作成为应对工作。据王世平、刘小青等作者对哈尔滨、江西等地疾病预防控制机构应急能力现状的调查报道，设区市的卫生局具有独立编制的应急管理机构不足50%，县级卫生局则还不到10%，从2011年卫生部有关会议上获悉，这也是目前全国性的普遍问题。此外，还存在应急指挥系统不够完善，有关法律法规不够健全，突发事件应急、处置运行不规范，应急预案可操作性低，评估体系不够健全等问题。

（二）监控预警系统不够完善，信息管理不够科学

目前，我国突发公共卫生事件信息管理特点为以部门为单位逐级汇报，信息分散，部门垄断，无法在危机出现时统一调集，迅速汇总。应急体系的信息系统底层薄弱，信息漏报、误报现象时有发生，信息不能及时全面利用。监控预警系统不够健全，指挥决策系统尚未实现全国互联互通和信息共享，这些都制约了公共卫生体系的预警能力。信息披露方面制度尚不够健全，卫生管理部门与媒体合作欠规范，不利于信息的控制与传播，不能满足大众对突发公共卫生事件信息知晓的需求。

（三）人力资源结构不够合理，应急队伍专业化程度不高

面对日益繁重的公共卫生工作任务，人力资源是疾病预防控制体系建设最突出也是最关键的问题。赵琦、李贤相、赵艳红、孙恒等各地的研究人员对当地疾病预防控制系统人力资源调查结果显示，目前各级疾控机构均存在专业技术人员结构不合理现象，在职人员年龄老化，编制外临时人员多，职称、学历偏低，专业化程度差的局面较为严重，缺少复合型、高素质、训练有素的卫生应急专业队伍，应对突发公共卫生事件能力有待提高。突出表现为缺乏处理重大传染病疫情和重大突发中毒事件的专业队伍和从事现场流行病学

调查的专业人员。再加上编制及经费问题，引进人才困难，非专业、指令性分配人员较多，造成人才短缺，特别是基层单位相当一部分人员无学历及职称，并且很少有机会参加国家或省级专业培训，这些都影响了突发公共卫生事件应急处置的能力和水平。

（四）公共卫生经费投入不足，保障机制不够健全

公共卫生工作是一项社会公益性事业，必须履行政府职责，所需经费主要由政府财政负担。目前现有财政供给难以满足卫生应急需要。据赵琦、赵根明等作者以江西省为试点对我国突发公共卫生事件应急管理体系建设内涵、现状进行的调查结果显示，政府对公共卫生的投入不足，是现有公共卫生体系各种问题的重要原因之一，从而对公共卫生基础设施建设、信息网络建设、实验室能力建设、人才队伍建设等带来不利影响，难以支撑预防控制重大疫情等突发公共卫生事件的能力需要。

（五）紧急医疗救援基地网络和应急实验室检测网络尚未有效建立

全国各地尚未建立起统一规划、布局合理、功能明确、装备完善的省、州市、县、乡四级突发公共卫生事件紧急医疗救援基地网络，尤其缺乏能够承担巨灾等大规模人员伤亡事件医疗救援任务的区域性紧急医疗救援中心，难以满足各类突发事件伤病员应急医疗救治的需要。各级疾病预防控制机构实验室应急检测功能不全，省级实验室尚不完全具备一锤定音的检测能力，地市和县级实验室应急检测能力尚不能满足早期识别和初步鉴定的需要。

（六）风险管理意识不够强，社会动员、宣传机制尚不够健全

突发公共卫生事件存在不确定性，其发生具有很大的偶然性，在平常时期感觉不到它的威胁，极易出现思想松懈、相关防范措施落实不到位等情况。当前一些地区仍存在重治轻防倾向，应对突发公共卫生事件的风险管理理念还不够强，导致社会整体应急管理能力不够高，公众危机教育缺乏，公民危机应对意识淡薄，社会警觉性较低，应急预案可操作性不强，卫生应急演练的频度与力度不够，甚至流于形式。企业及群众团体、志愿者等社会组织的参与程度低，民间社会力量未充分调动，存在着单纯依赖政府卫生应急的倾向。

二、我国突发公共卫生事件应急管理面临的困境分析

（一）卫生应急管理决策指挥机制有待进一步完善

由于我国卫生保健服务和卫生医疗资源条块分割，缺乏统一和完善的应急指挥系统，政府各部门、卫生系统之间不能整合有效资源，难以形成从中央到地方突发事件的卫生疫情共享机制、医疗救助和卫生监控的信息传达机制，难以及时有效地采取先进手段和医疗技术做出最佳卫生预案和最快应对措施。非典疫情暴发以后，党中央、国务院及时快速地设立了"抗非防治"指挥部，国务院主要领导人担任总指挥，各地同时组建领导小组和防治办公室，齐心协力攻克难关，迅速高效整合全国资源，全力以赴应对非典疫情。SARS疫情的有效控制离不开突破现有卫生行政管理固有落后体制进行制度创新，离不开效能化运行的卫生应急决策指挥机制。当前，各省市、县（区）、乡镇（办事处）五级机构初步设立了应急管理部门和决策指挥机构，突发公共卫生事件的应急指挥体系也发挥着相应的作用，但是现有卫生应急管理决策指挥机制不健全和不完善已是不争的事实。

（二）突发公共卫生事件监测预警能力不强

我国政府以及卫生行政管理部门早在20世纪80年代就开始针对传染疾病进行监测，但是这种监测是被动和单一的，缺乏有效的

技术手段和科学仪器。《突发公共卫生事件应急条例》颁布以后，各级政府以及卫生行政管理部门加强了各类疾病的监测预警，扩大了预警范围和监测种类。突发公共卫生事件监测预警水平在得到不断提升的同时，也存在着部分问题：一是基层监测预警体系不完善。突发公共卫生事件的监测预警工作是一项复杂的系统工程，不仅仅要依托党中央、国务院、卫生部的统筹负责，还需要基层各部门协调配合。基层监测预警机构还不健全，监测预警基础设备严重缺失与落后、卫生监测技术人员缺少、预警经费不足等问题亟待解决，突发公共卫生事件的辨识能力和处理水平较差、监测盲点和信息报告不准确等现象急需转变。二是监测预警网络不健全。现行卫生网络监测系统尚未覆盖和辐射所有区县基层单位和突发卫生事件，由于传染疾病、食品安全、职业中毒等卫生事件的特殊性，现行预警方法和监测手段无法保证实施的有效性和可行性，公共卫生风险隐患需要不断调研和收集，传染疾病疫情和毒源需要深度监测，逐步完善预警监测网络。三是卫生应急监测支撑体系不完善，突发公共卫生事件需要配备相应的现场处理和监测的仪器设备，需要技术人员及时跟进和研判，这样才能提高突发卫生事件报告的准确性和专业性，但是由于各方面的现实困难，科学化的监测技术装备和娴熟的预警技能人员难以配置在各个卫生医疗部门。

（三）部门协作以及卫生应急联动机制不健全

突发公共卫生事件的处理和应对涉及多个部门和多项领域，各级政府、卫生行政部门、医疗机构、疾病预防控制中心、交通运输部门、教育系统、宣传部门、公安交警、监督执法以及社会团体等机构都会参与其中进行协作与配合，是一项跨部门的社会系统工程，每一环节的推动和协调都发挥着各自的职能。建立健全突发公共卫生事件的应急联动机制有利于综合利用政府机构之间、社会团体之间、社区与民众的各类资源，集聚各种力量做出快速反应和处理方案，有效控制疫情和卫生危机的蔓延。目前，应对突发卫生事件联防联控机制存在着需要提高的方面：一是跨部门和机构配合不顺畅，协调力度有待增强，有关卫生应急联动的法律法规需要明确职责，权责明晰，构建多层次、多角度的卫生联防与联控，各部门关于疾病防治、应急处理以及实施步骤等问题分工明确。二是协作环节和过程还不成熟，卫生应急资源尚未共享，部门协作以及卫生应急联动机制的关键环节在于资源的充分调动与配合，协作过程的通畅和高效，部门之间的资源整合需要打破传统行政惯例和束缚，发挥各部门的整体效能，提升协作的成熟度。

（四）突发公共卫生事件的监督与评估机制不完善

目前，对于突发卫生事件的监督与评估往往主要定位于卫生危机事后的总结和评判，强调影响程度和经验教训。事实上，完善的突发公共卫生事件监督与评估机制贯穿于事件的全过程，在突发公共卫生事件事前预防、事中处理与控制、事后评估和反馈中都应体现。我们往往忽略事前、事中环节的监督与评估，从而难以还原和恢复事件处理的全过程，找出事件问题的深层次原因和隐患，客观和及时地进行事件总结和反馈。在突发卫生事件监督与评估中，通过书面总结和会议研讨的形式认定突发卫生事件的处理终结，没有把事前监测预警的评估、事中处理措施和控制效果纳入其中一并考量，重点强调应急成绩和应对成效，忽视应急问题、改进环节和应急社会影响，甚至一些区域突发卫生事件监督与评估机制处于缺位状态。

三、提升我国突发公共卫生事件应急管理的建议

（一）建立健全卫生应急监督与评估机制

科学化与合理性的应急监督与评估机制应该贯穿于整个突发公共卫生事件，主要包括卫生事件事前评估、危机事中应对评估以及事件事后评估三个环节。卫生事件事前评估是指前期的各项准备机制和需求评估，评估的对象和内容主要包括卫生预警和预案、卫生人才的储备和培训、应急演练和教育、设备物资和经费的投入等方面，充分做好各项准备措施，一旦发生突发公共卫生事件，可以有效和针对性应对。危机事中应对评估是指对于应对措施和方法、投入资源和处理效果进行绩效评估和测量，既对卫生事件的仪器设备投入、物资经费的花费以及时间控制的效果等进行衡量，也对卫生专业人员的培训技巧和效率、处置得当与否、专业技术能力等进行评测，主要针对的是突发公共卫生事件的性质和特征、造成的损失和危害、已采取的应急策略和投入产出情况、发展态势和趋势。事件事后评估指对应急处理以后的工作情况进行反馈和总结，汲取经验教训，吸纳有益做法，整改偏差行为，对于预警和预案的实现程度、应急处理存在的问题和对策分析、应急技巧和手段的科学性、社会影响和危害程度等进行评估，所有评估的最终目的就是为下一步的工作提供相关依据和借鉴，防止类似错误行为的发生，确保未来工作的效果、效率和效益。

（二）广泛动员和调集社会资源

突发公共卫生事件的应对和处理不仅仅需要政府机构和卫生行政管理部门的统筹负责，还需要充分发挥社会力量的广泛参与和支持。公共卫生应急管理体系的完善和健全需要不断吸引社会资源的支持和配合，吸纳社会资金和物资投入，共同应对卫生应急工作。

首先，要制定激励化的政策措施引导志愿者投身卫生应急救援工作中，通过立法和规章的形式促成卫生应急志愿机构及组织的建立，加强志愿组织、培训、演练和教育工作。其次，充分利用相关政策和制度，鼓励民间资本和力量参与卫生应急救援，依托市场资源进行调配，开拓卫生应急服务市场。

（三）提高各项认识和完善应对机制

进一步健全和完善突发公共卫生事件应急管理机制是一个复杂的系统工程，是一项长期推进和不断深化的工作。在全方位剖析和总结应急管理机制现存问题和面临困境的前提下，基层卫生行政管理机构、卫生医疗机构及疾控部门应对突发公共卫生事件中存在的问题也并非能在短期得以解决，有许多问题还需要认真思考，地方政府如何建立和完善科学化、合理化的应急管理体制，如何随着突发卫生事件的发展变化调整应对机制，如何构建多部门的联动应急体系以及卫生应急监控机制，如何在应对突发卫生事件中各个参与组织形成良性运行机制问题等，还需要在应对突发公共卫生事件中不断地发现问题，解决问题。

第三节　如何加强突发公共卫生事件应急管理

基层疾控机构在应对突发公共卫生事件中，只有按照规范体系建设，在组织管理体系、预案体系、人员培训及演练、应急物资和技术储备等各方面齐头并进，消除"短板"，才能做到在应对突发公共卫生事件时，让疾控队伍"招之即来、来之能战、战之能胜"。

一、加强突发公共卫生事件应急管理机制的对策

（一）构建高效、统一、健全的应急组织体系

指挥系统的集中领导、高效运转、统一调度是突发公共卫生事件有效应急的重要保障。一些先进国家如美国是以总统和国家安全委员会的应急办公室为核心，联合卫生部、联邦应急管理局、环境保护局、国防部、联邦调查局、能源部组成国土安全部，形成决策、信息、执行和保障4大运作系统，使得美国当前的突发事件预警与应急管理能力在全球首屈一指。建立健全指挥系统的重点是依法建立政府领导下的跨部门合作机制。我国应借鉴先进国家的经验，建立一套完备的行政指挥系统去应对突发公共卫生事件，进一步加强卫生应急组织体系建设，横向到边，纵向到底，并落实人员、明确职责，完善相关规章制度和各级各类卫生应急预案体系，建立健全卫生应急指挥协调、疫情信息网络、疾病控制、医疗救治、卫生监督等多部门协作的防范体系和协调配合的卫生应急工作机制，保证突发公共卫生事件应急处置指挥有力、协调良好、控制有效。并进一步完善突发事件应急评估体系建设，全面巩固和提高突发公共卫生事件的综合应对能力和恢复能力。

（二）构建及时准确的监控预警信息系统

完善的监控预警信息系统是公共卫生体系必不可少的重要组成部分。一些发达国家，如日本充分应用移动、无线射频识别、临时无线基站、网络技术等各种先进的通信科学技术，构建起高效、严密、适合国情的包括防灾通信网络和专用无线通信网在内的应急信息化体系。我国一些地区如哈尔滨市与科技公司及测绘部门合作研发构建了公共事件应急指挥决策系统和应急指挥地理信息系统，取

得了较好的效果。我国应在现有的监控预警系统的基础上，借鉴发达国家的经验，结合本国本地区的实际情况，有计划、有重点、分步骤地构建适合区域特点的、敏感的、高效的预警应急系统，加快卫生应急指挥系统建设进度，力争尽快实现省和地市应急指挥系统的全面对接和互通，提高突发事件应急处理效率和水平，并加强对预警监测人员的培训，提高其业务能力，提高监测预警的及时性、有效性和真实性。加强信息网络建设，充分利用现代化信息技术和现有的信息网络资源，将突发事件应急处理网络建设纳入城市公共安全信息共享网络系统，形成集指挥协调、现场监控、预测预报、医疗救治、物资储备等功能于一体，横向和纵向相互连通的应对突发事件的电子信息网络系统。在突发公共卫生事件应急处理过程中，还要加强与新闻媒体的沟通，充分利用新闻媒体的力量，有目的、有针对性地控制信息源和传播渠道，为突发事件控制营造良好的社会环境和舆论支持环境。

（三）培养高素质应急队伍，搞好应急应对训练

各级卫生行政部门及医疗卫生机构应加强突发事件应急处理专业队伍的建设、培训和演练，提高应急管理人员的知识水平和应急决策能力，培养一支素质过硬、能力突出的应急管理队伍。特别是现场急救、流行病学、检验、卫生监督执法、危机沟通和健康教育专业队伍。面对公共卫生人员不足、素质不够高的局面，要制订人才引进计划，采取切实有效的措施引进高层次公共卫生专业人员，充实应急队伍，并对现有工作人员进行专业培训、学历教育，尽快提高他们的专业素质和工作水平。同时，加强应对各类突发事件的演练力度和频度，提高应急队伍的救治水平和反应速度，培养高素质、复合型的卫生应急梯队，以适应各种复杂情况下处置突发公共卫生

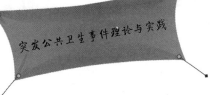

事件的需要。

（四）建立健全保障体系

充足的资金和物资是应急管理工作成败的前提和重要基础。各级政府应按应急工作的要求，保证应急设施设备、救治药品和医疗器械等物资储备，并建立起完善科学合理的应急物资储备、配送和调运机制。在应急资金方面，政府应加大对公共卫生的资金保障力度，将公共卫生事业经费纳入同级财政预算，通过实施灾害保险和建立政府应急基金及由政府临时增拨应急经费的方式来实现应急管理资金的到位，还可通过接纳社会捐助来弥补应急经费的不足。逐步完善公共卫生的补偿机制。各级财政部门要按规定落实相关的财政补助政策，及时拨付有关资金，确保应急管理工作有充足的资金和物资保障。

（五）加强应急实验室和紧急医学救援基地建设

各级卫生部要适时进行评估，取长补短共同提高。演练结束后，要进行科学的绩效评估，组织专家对各环节进行点评，针对存在的问题有的放矢地改进提高，以实现锻炼队伍、检验应急预案和提高应急处置能力的目的。

（六）信息管理和预警

按照《突发公共卫生事件与传染病疫情监测信息报告管理办法》《国家突发公共卫生事件相关信息报告管理工作规范》要求，加强疫情监测和突发公共卫生事件的预测评估，充分发挥"突发公共卫生事件管理信息系统"的管理平台作用，按照信息报告内容、程序和时限要求，专人负责做好突发公共卫生事件相关信息的业务管理、网络直报和审核工作。将突发公共卫生事件信息监测网络覆盖至辖区内的卫生行政部门和各级各类医疗卫生机构，并积极向乡镇、村和社区的卫生服务机构延伸，扎牢应急信息网络的网底，实现突发公共卫生事件的基层网络直报和实时动态监控，对突发公共卫生事件实现适时有效的预警，为卫生行政部门第一时间掌握事件信息和动态，及时采取防控措施提供科学依据。

（七）应急物资储备

基层疾控机构的应急物资储备，应按照《卫生应急队伍装备参考目录》要求，以传染病控制类装备为主，根据实际情况和条件适当兼顾其他种类装备，采用实物储备、合同储备和资金、信息储备相结合的方式，合理确定应急物资储备种类、数量，建立健全应急物资动态储备管理制度，提高卫生应急物资保障供应的时效性。

（八）检验技术储备

疾控机构的实验室负责突发公共卫生事件现场所采集各类样品的检测检验并及时为现场调查处置提供检验检测依据。在目前突发公共卫生事件种类繁多，特别是不明原因突发公共卫生事件逐渐增多的情况下，必须不断提高实验室的技术支撑能力，为查明突发公共卫生事件原因和采取防控措施提供科学依据。基层疾控机构不仅要按照《省、州、县级疾病预防控制中心实验室建设指导意见》加强实验室硬件设施的投入，同时要通过实验室质量管理体系的建设加强人员培训，积累和储备检验方法，提高应急检测能力。同时，还要注重参与网络实验室的建设，加强与其他机构和部门实验室的联系和合作，必要时及时请求保证和支持，实现资源共享和提高检测效率。

结　语

从 SARS 到人感染 H7N9（禽流感），我国从突发传染病应急管理体系建设整整经历了十几年。从 SARS 大流行前期的仓促无序到人感染 H7N9 禽流感时的自信、从容、有序，这不仅反映了我国突发传染病应急管理体系建设的成就，更反映了我国突发传染病已经实现从"被动应对"向"主动防控"的应急管理工作理念的转变。

展望未来，要筑牢中国的防疫大堤，还有很多地方需要加强和完善。一要不断强化公民的危机意识和社会责任意识。通过加强危机教育，帮助公众掌握基本的传染病防控技能，努力提高公众心理承受能力，在每一个公民在面对威胁公共健康与社会安全的传染病时，应主动隔离，主动治疗。这不仅是个人应该承担的社会责任，也是必须承担的法定义务；二要不断完善突发传染病应急管理体系，建立应对突发传染病的各种储备，包括技术理论储备、病原体分离鉴定技术储备、诊疗技术储备和药品器材储备；三要加强专业传染病防控队伍技术与能力建设，尤其是要加强基层疾控中心建设，培养基层流行病学调查骨干，同时应建立培训基地，健全培训机制，针对不同的队伍进行差异化培训，定期开展演练，提高实战能力；四要加强突发传染病的应急医学救治体系建设，重点提高突发传染病的早期诊断能力与重症患者的医疗救治能力，降低病死率。各定点医院还应该具备能够在需要的时候随时大规模收治传染病人的能力。

参考文献

[1] 陈海平，郝艳华，吴群红，等．突发公共卫生事件社会影响评估内容的探讨 [J]. 中国卫生资源，2013 (16).

[2] 刘捷．突发公共卫生事件的大众心理变化及应对思考 [J]. 发展研究，2011(9).

[3] 肖钦华．突发公共卫生事件的特点与应对策略 [J]. 山西青年，2016(22).

[4] 韩峰．基于应急体系视角下的我国突发公共卫生事件应急管理的特点、原则及重要意义 [J]. 改革与开放，2014(23).

[5] 樊丽平，赵庆华．美国、日本突发公共卫生事件应急管理体系现状及其启示 [J]. 护理研究，2011 (25).

[6] 吕冬艳．我国突发公共卫生事件应急管理现状及应对策略 [J]. 社区医学杂志，2016(24).

[7] 凌玉，陈发钦．我国突发公共卫生事件应急管理存在的问题和对策 [J]. 中国公共卫生管理，2012(2).

[8] 王巍．基于突发公共卫生事件应急机制建设的探索与思考 [J]. 人人健康，2015(21).

[9] 林凡磊．突发公共卫生事件应急管理研究 [D]. 江苏大学，2010.

[10] 韩锋．国外突发公共卫生事件应急管理经验借鉴 [J]. 中国集体经济，2014(31).

[11] 齐欣.我国突发性公共卫生事件应对策略研究 [D].东北财经大学，2016.

[12] 夏暎.突发公共卫生事件应急管理存在的问题与对策 [J].中国卫生经济，2005 (24).

[13] 胡颖廉.中国应急管理组织体系比较研究——以突发公共卫生事件为例 [J].北京科技大学学报：社会科学版，2012(28).

[14] 俞蓁.完善突发性公共卫生事件应急管理体系的对策思路 [D].华东政法大学，2012.

[15] 高芳芳.突发公共卫生事件传播：理论模型与实证研究 [J].浙江传媒学院学报，2016(23).